ZHONG-XI YI JIEHE GUKE KANGFU
LILUN YU SHIJIAN

中西医结合骨科康复理论与实践

主审 樊粤光　　主编 杨俊兴

广东科技出版社
全国优秀出版社
·广　州·

图书在版编目（CIP）数据

中西医结合骨科康复理论与实践 / 杨俊兴主编. —广州：广东科技出版社，2023.4

ISBN 978-7-5359-8015-1

Ⅰ.①中… Ⅱ.①杨… Ⅲ.①骨疾病－中西医结合－康复医学 Ⅳ.①R680.9

中国版本图书馆CIP数据核字（2022）第220256号

中西医结合骨科康复理论与实践
ZHONG-XI YI JIEHE GUKE KANGFU LILUN YU SHIJIAN

出 版 人：	严奉强
责任编辑：	曾永琳　李　芹
装帧设计：	友间文化
责任校对：	曾乐慧　李云柯
责任印制：	彭海波
出版发行：	广东科技出版社
	（广州市环市东路水荫路11号　邮政编码：510075）
销售热线：	020-37607413
	http://www.gdstp.com.cn
	E-mail：gdkjbw@nfcb.com.cn
经　　销：	广东新华发行集团股份有限公司
印　　刷：	广州一龙印刷有限公司
	（广州市增城区荔新九路43号1幢自编101房　邮政编码：511340）
规　　格：	787 mm×1 092 mm　1/16　印张15.75　字数305千
版　　次：	2023年4月第1版
	2023年4月第1次印刷
定　　价：	80.00元

如发现因印装质量问题影响阅读，请与广东科技出版社印制室联系调换（电话：020-37607272）。

编委会

主　　审　樊粤光

主　　编　杨俊兴
副 主 编　张新国　吴杰倩　陈浩雄　霍少川

编　　委　刘付懿斐　王　彬　徐启良　赵　亮
　　　　　　温刘莹　黄学成　林　闯　周友亮　范世珍
　　　　　　罗　浩　许雯霞

学术秘书　张新国　刘付懿斐

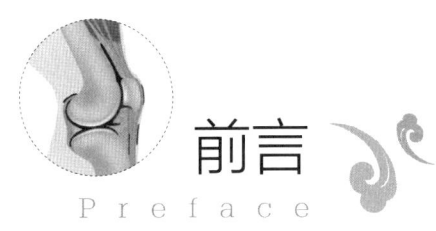

前言

编写目标

立足于骨科，结合现代康复医学和治疗学理论，根据临床实际需要，针对中医、中西医及骨伤方向，康复及针推专业大专院校学生、研究生、专科医生、规培医生等所需要掌握的专业基础知识和技能编写相关内容。将现代中医骨科康复学的理念及内涵，骨科运动疗法生理学与生物力学基础、运动系统功能检查与评定的基础、康复工程以及在具体疗法中体现的原理等基础的内容作为本书的主要内容来编写。

鉴于篇幅有限，本次自编教材以临床部分为主，希望随着教学的发展，能够编写中医骨科康复基础课程、中医骨科康复临床课程以及中医骨科康复实验课程等多门课程。

编写特色

（1）康复的范畴很广，本书是讲述目前骨科临床十分需要的康复知识，包括正常的功能评估，损伤后的功能评估，手术后的功能评估和疗效评价，恢复机体功能的康复治疗，提高功能能力的康复技术等部分。

（2）第一章为总论，第二章至第六章为各论。总论第四节讲解的骨科康复在临床中的工作模式在其他康复教材中较少出现，学生们比较陌生，需要结合临床分科实际进行讲解。

（3）各论内容，主要针对目前学生迫切需要获得的知识和技能来设计，如膝关节交叉韧带损伤的康复治疗、关节置换的康复治疗和其他骨折，以及筋伤的康复治疗。使学生能够尽快了解到临床骨科康复的应用情况，为学生以后参加工作打下坚实的理论基础。

（4）在各论中采用运动解剖的基础及应用，紧密结合中医理论，注重从中医的角度上对机体功能上的现象进行分析。

（5）教材偏重临床应用为主，采用案例教学法，让学生获得中医骨科康复的基础知识，并安排见习课以及实验课，使学生能够理论联系实际。

（6）充分与康复教研室、骨科各专科（创伤、脊柱、关节及运动损伤等）的专家反复论证，形成大家认可的模式及理念，又结合多年的骨科康复临床实践，有一定的代表性。

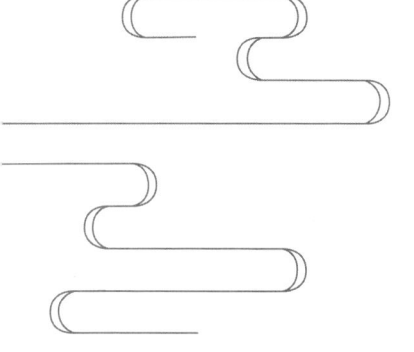

目 录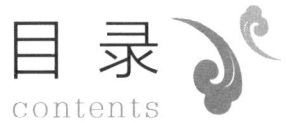

第一章 总论

第一节 康复医学概述 /2
  一、康复医学的基本概念 /2
  二、康复医学与其他医学学科的联系 /3
  三、康复医学的作用途径 /3
  四、康复医学的主要治疗方法 /4
  五、康复医学的对象 /5
  六、康复医学的其他内容 /6

第二节 中医骨科康复的工作人员及制度 /7
  一、康复工作的工作人员 /7
  二、康复工作制度 /8

第三节 中医骨科康复学的发展及意义 /9
  一、积极推动中医骨科康复发展 /9
  二、中医骨科康复学科建设的意义 /10

第二章 骨科康复主要理论及技术

第一节 骨科康复基本理论 /12
  一、概述 /12

二、运动疗法的应用 / 23

第二节 等速肌力测试及训练技术 / 33

一、概论 / 33

二、等速肌力测试的临床应用 / 35

三、等速肌力训练 / 44

四、等速肌力测试及训练技术的临床应用 / 49

第三节 步态分析 / 56

一、概论 / 56

二、正常人群的步态特征分析 / 57

三、步态分析在膝关节骨性关节炎的临床应用 / 64

第四节 平衡功能的训练及评测 / 65

一、平衡功能的训练 / 65

二、平衡功能的评测 / 68

第五节 康复工程 / 72

一、假肢 / 72

二、矫形器 / 73

三、助行器 / 74

四、轮椅 / 76

第六节 中医骨科康复疗法 / 76

一、中医药治疗 / 76

二、功能锻炼 / 84

第三章 骨折的康复

第一节 骨折康复概述 / 92

一、病因病机 / 92

二、临床表现 / 93

三、临床检查 /94

四、中医药治疗 /94

五、康复锻炼 /96

第二节 成人常见骨折的康复 /97

一、肱骨干骨折 /97

二、肱骨髁间骨折 /99

三、尺骨鹰嘴骨折 /100

四、桡骨小头骨折 /101

五、孟氏骨折 /102

六、股骨干骨折 /103

七、股骨髁间骨折 /104

八、胫骨平台骨折 /106

九、胫腓骨骨干骨折 /107

十、踝关节骨折 /110

十一、骨盆骨折 /112

第三节 儿童常见骨折的康复 /115

一、锁骨骨折 /116

二、肱骨髁上骨折 /117

三、桡尺骨干双骨折 /120

四、股骨头骨骺滑脱 /123

第四节 老人常见骨折的康复 /124

一、肱骨外科颈骨折 /124

二、桡骨远端骨折 /126

三、股骨颈骨折 /127

四、股骨粗隆间骨折 /129

五、胸腰段椎体骨折 /132

第四章 筋伤的康复

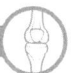

第一节 筋伤的康复概述 /136

一、病因病机 /137

二、软组织损伤的分类 /138

三、临床表现 /139

四、临床检查 /140

五、中医药治疗 /140

六、康复评定 /141

七、康复治疗 /142

第二节 上肢筋伤的康复 /143

一、冻结肩 /143

二、肱骨外上髁炎 /145

三、桡骨茎突狭窄性腱鞘炎 /147

四、腕管综合征 /148

五、趾肌腱断裂 /149

六、屈指肌腱腱鞘炎 /152

第三节 下肢筋伤的康复 /153

一、臀肌挛缩症 /153

二、梨状肌综合征 /154

三、膝关节半月板损伤 /156

四、膝关节交叉韧带损伤 /157

五、膝关节侧副韧带损伤 /158

六、踝关节扭挫伤 /159

七、跟腱断裂 /161

八、跟痛症 /163

第四节　脊柱伤病的康复　/165

　　一、颈椎病　/165

　　二、腰椎间盘突出症　/168

　　三、腰椎管狭窄症　/171

　　四、脊柱骨折脱位及脊髓损伤　/172

第五节　筋伤术后的康复　/176

　　一、膝前交叉韧带重建术后的康复　/176

　　二、膝后交叉韧带重建术后的康复　/178

　　三、膝半月板修复术及移植术后的康复　/179

　　四、肩袖损伤术后的康复　/181

　　五、髋关节镜术后的康复　/183

　　六、颈椎间盘突出症术后的康复　/184

　　七、腰椎间盘突出症术后的康复　/186

第五章　关节置换术后的康复

第一节　关节置换术后的康复概述　/190

第二节　全髋关节置换术后的康复　/192

第三节　全膝关节置换术后的康复　/195

第四节　其他关节置换术后的康复　/198

第六章　常见骨病与骨关节病的康复

第一节　骨质疏松症的康复　/208

第二节　常见骨坏死的康复　/211

　　一、成人特发性股骨头坏死　/211

　　二、成人创伤性股骨头坏死　/213

　　三、儿童创伤性股骨头坏死　/214

四、月骨坏死 /215

五、腕舟骨坏死 /218

六、其他常见骨坏死 /220

第三节 常见骨关节病的康复 /221

一、骨关节炎 /221

二、风湿性关节炎 /224

三、类风湿关节炎 /227

四、强直性脊柱炎 /229

五、痛风性关节炎 /232

六、化脓性关节病的康复 /233

参考文献 /236

第一章

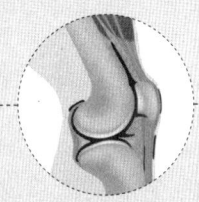

总 论

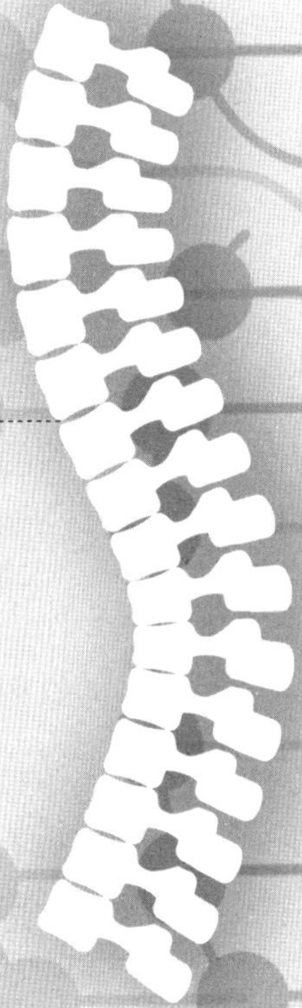

第一节 康复医学概述

一、康复医学的基本概念

康复（rehabilitation）是恢复健康的意思，在医学上指伤病员的功能恢复。以恢复功能为目的医学分支称为康复医学（rehabilitation medicine）。

疾病引起机体功能障碍，可是疾病的临床治愈不等于机体的全部功能恢复。如果说临床医学要解决的问题是疾病，则康复医学要解决的是功能障碍。随着社会经济的发展和医学的进步，医生和患者都不能以临床治愈为满足，而要求完善的功能恢复，从而增加了康复医学的发展需求。同时由于医学上对人体功能的现代理解也从单纯的生理功能，扩大到精神活动功能、职业活动功能和参与社会生活的功能，现代康复的含义也相应地扩大到包括身体康复、精神康复、职业康复和社会康复。而以使患者重返社会为最终目的，这就是全面康复的概念。很明显，全面康复不能仅依靠应用医学方法，还需要综合地采取医学措施、教育措施、职业措施和社会措施，而医学康复措施是其中最基本的措施。

康复的理念在我国的医学经典著作中也早有记载。在西方，则可追溯到公元前400余年古希腊的希波克拉底时代。至于具有特殊概念、系统的理论及方法体系的现代康复医学是在20世纪逐步形成的，20世纪50年代以后加速发展。康复医学已与预防医学、临床医学和保健医学一起，成为现代医学体系的四大支柱。20世纪80年代早期现代康复医学才被引进国内。近年来由于我国经济建设的迅速发展和医学卫生事业的进步，康复医学与预防医学、临床医学及保健医学协调发展。

二、康复医学与其他医学学科的联系

康复医学与预防医学、临床医学的任务和方法不同，但同属医学学科体系，同样需要以解剖学、生理学、病因学、病理学等基础科学为基础，在实践工作中康复医学和其他医学学科也是互相交叉、重叠和渗透的。

在时间上常需治疗与康复并进，不能简单地划分治疗期和康复期。一些具体的医学措施有时可用于预防、治疗和康复阶段。

在实施上除由专职人员在专业康复医学机构内进行，根据具体条件，也可由临床专科医师结合治疗工作于所在专科内进行。

康复医学在方法学上吸收了各种医学学科中有助于功能恢复的疗法，在统一计划下综合运用。

三、康复医学的作用途径

康复医学的作用是恢复功能，可通过促进功能恢复、功能代偿和提供功能替代三种途径来达到目的。当功能损害存在恢复的可能时，可通过功能训练促进其恢复。

预防也是康复医学的重要作用途径之一，对于因伤、病引起的残疾，应重视提前预防。从康复医学角度可以提出残疾的三级预防。

一级预防：做好预防工作，减少各种伤病风险，从而减少残疾的发生。

二级预防：完善临床医疗，注意早期康复，促进功能恢复，防止功能上后遗症，做到病而不残或伤而不残。

三级预防：对残疾者进行充分的康复医疗，发挥功能代偿或利用功能替代，达到残而不废的目的。

所以在残疾的防治上，需要预防医学、临床医学与康复医学的密切协作。

四、康复医学的主要治疗方法

（一）主动康复治疗

主动康复治疗是指在医务人员指导下，由患者自己完成或主动参与的锻炼，是促进功能恢复及实现功能代偿的主要手段，也是利用各种功能替代设施的必要过程。按目的与方法分以下几种。

1. 运动疗法

运动疗法统称理学疗法，可对受损害的系统或器官的基本功能进行针对性的锻炼，促进其功能恢复或代偿，也可对整个机体进行健身训练，以改善患者的体质。运动疗法在主动康复锻炼中的应用极为广泛，常需长期进行，是最重要的康复手段。

2. 作业疗法

指导残疾人进行实用活动功能的锻炼，目的在于恢复患者的生活自理、重新就业、从事文娱活动或参与社会生活的能力，也可对其心理健康起调节作用。

3. 语言疗法

语言疗法是对语言障碍者进行语言训练，使其对语言学习或再学习的一种康复方法。

4. 气功疗法

气功疗法是通过主动地"调身、调息、调心"对机体生理功能进行调节的一种方法，特别适用于高血压、溃疡病、神经衰弱等身心性疾病的康复。

（二）被动康复治疗

被动康复治疗包括理疗、针灸、推拿、牵引及药物治疗等。除直接的功能治疗作用外，多数作用在消除炎症及症状，为功能恢复创造条件，并为功能锻炼提供方便，也是临床上常见的非手术治疗。

1. 理疗

理疗方法很多，如在康复医学中应用较多的肌肉电刺激，对防止肌肉萎缩及促进其恢复有效。功能性电刺激（FES）可模拟肢体功能活动，帮助恢复行走功能。热疗、超声等治疗可软化瘢痕，有助于关节活动度的恢复。还有很多理疗疗法可以消炎、止痛，有利于功能活动和功能锻炼的顺利进行。

2. 针灸推拿疗法

针灸推拿疗法可调节机体功能，舒筋活血止痛，可为功能恢复提供帮助。

3. 牵引疗法

通过外力对身体某一部位或关节施加牵拉力，使其发生一定的分离，周围软组织得到适当的牵伸，从而达到减轻局部肌紧张、缓解软组织压力或松解粘连等目的。如脊柱牵引通过机械作用扩大椎间隙或神经孔，以解除脊神经根受压；或通过减轻瘀血肿胀而减轻神经受压，并解除肌痉挛，是颈椎病和腰椎间盘突出症的重要非手术疗法，为功能恢复创造必要条件。

4. 药物治疗

康复治疗中常配合使用一些非甾体抗炎药或用皮质类固醇局部注射，以消炎、消肿，便利功能锻炼。当脑瘫、偏瘫、截瘫等患者有严重肌肉痉挛时，使用适当的解痉药物对改善功能十分重要。

五、康复医学的对象

随着康复医学的发展，康复对象也逐渐扩大，目前已包括以下四类人群。

（一）残疾人

残疾人包括肢体残疾者、盲人和聋哑人等视听器官残疾者、心肺等内脏器官病变引起活动功能损害者、智力迟钝和精神异常致不能生活自理及从事正常职业和社会活动者。

（二）慢性病患者

很多心血管、呼吸系统、代谢性疾病患者，疾病与功能损害互为因果，使疾病趋向恶化。

（三）急性病、创伤及手术后患者

急性病、创伤及手术后患者，在全身基本情况稳定后，及早开始康复治疗，可加速罹患器官及全身的功能恢复，防止合并症和功能后遗症。

（四）老年人

老年人是康复医学科重点关注的群体，伴随老年社会的逐渐来临，老年人因摔倒导致的四肢骨折、脊柱骨折的病患数量明显增多，康复对治疗后的恢复和回归于正常的生活意义重大。

六、康复医学的其他内容

（一）康复工程

康复工程是指为残疾人设计制作各种功能辅助或功能替代装置，如各种功能支架、假肢、拐杖、轮椅、特制生活用具、助听器、导盲器、人工喉、人工耳蜗、室内环境调控装置等。

（二）康复手术

康复手术是指改善功能的手术，如脊髓灰质炎后遗症的矫形手术、白内障复明手术、人工关节置换手术、人工喉手术、人工耳蜗植入手术等，对某些残疾的康复起关键作用。

（三）康复心理学

康复心理学是指观察患者各阶段的心理反应，采取必要对策。通过宣教解释、讨论交流、集体治疗、经常鼓励等方法，给予心理支持，使患者建立康复信心，提高功能锻炼的积极性，克服悲观、抑郁等消极情绪，以及各种思想负担。必要时使用行为疗法及抗抑郁、抗焦虑的药物治疗。

（四）康复护理

康复护理要求执行活动性生活制度，防止过多休息，尽量避免或减少因缺乏运动引起的肺炎、褥疮、静脉血栓形成等并发症，以及长期少动的不利影响。在日常护理工作中要生理护理、心理护理并重，结合功能训练及心理引导，为功能恢复创造良好条件。

第二节 中医骨科康复的工作人员及制度

一、康复工作的工作人员

（一）临床骨科医生

临床骨科医生是工作的中心，是康复小组的组长，除了精通骨科临床的专业知识外，还要理解康复医学相关知识，对术后早期康复介入有清晰的认识。临床骨科医生负责向患者及家属交代治疗方案和功能预后，并制定和进行手术治疗，术前和术后组织召开康复会议，开出康复治疗医嘱，分流选择适当的患者进行持续性的日间门诊康复，以及患者出院后进行随访。临床骨科医生是组织、参与骨科康复的核心环节，实行24小时值班制。

（二）骨科康复治疗师

骨科康复治疗师在科室不仅对患者进行康复治疗，还兼当矫形器具的制作，是进行骨科康复的主要执行者。除了必备的康复医学知识外，还必须学习临床医学的骨科知识，熟悉临床处理原则，了解手术过程，以便取得临床骨科医生的信任并进行良好的沟通，开展有效的康复治疗。康复治疗师根据患者情况进行康复评定。在进行早期的骨科康复中，康复治疗师运用各种康复治疗手段，指导早期功能活动，开展床边康复治疗或在住院部康复治疗室进行康复治疗，给出院患者制订运动处方和随访计划等。

治疗师的职责是预防并发症、解决术后存在的功能障碍等问题。要对患者的功能情况进行检查，做出评定，展开床边的康复治疗，逐步转到康复治疗室治疗。另外，康复治疗师还要将功能评定和针对性的康复治疗方案做必要的专业记录。

二、康复工作制度

（一）患者分流制度

根据开展骨科康复的实际需要，把患者分流为住院患者、日间患者和出院患者。患者进入科室后进行诊断，在确定药物或手术治疗的同时，进行术前康复教育和指导。手术后由临床医生决定开展早期康复的时机，患者进入住院康复期，由康复治疗师进行治疗。

术后出院患者进行再次分流。一部分出院但日间继续来科室做康复治疗。另一部分则转入专科康复医院进行住院康复。患者定期来门诊检查，康复医生也探访本社区的患者，使骨科康复从医院走向社区和家庭。分流处理使患者得到持续的、有效的、经济的适宜康复治疗，并加快住院床位的周转。

（二）规定时间康复治疗制度

合理安排治疗时间对患者和医生都非常重要，因此采用规定时间康复治疗制度。临床医生根据病情下达医嘱，由康复治疗师与护士协商后制定康复治疗时间，合理分配用药和康复治疗的时间，写好治疗卡通知家属或患者本人在规定时间进行康复治疗。

（三）查房制度

严格执行教授（主任）、主治医师和住院医师三级查房制度，康复治疗师、责任护士共同参与，讨论患者术后进展及康复治疗，并与患者及其家属和陪护人员保持紧密的沟通，各司其职。

（四）康复小组病例讨论制度

原则上在患者治疗过程中，由临床医生主持，康复治疗师、责任护士参加，根据情况进行初期、中期、末期的功能评定，讨论患者当前问题、治疗原则、治疗进展、临床康复治疗方案、注意事项及功能预后。

第三节 中医骨科康复学的发展及意义

一、积极推动中医骨科康复发展

随着近几年康复医学的迅猛发展，中医骨科康复治疗愈加带上现代科学技术的印迹，如连续被动运动（continuous passive motion, CPM）的广泛应用，冷疗技术在术后使用，功能训练上基本抛弃简单的计数法（如要求患者大腿肌肉收缩500次/天或2000次/天），采用科学的符合运动规律分组锻炼法（如先评定肌群的最大肌力为10 RM，根据此数值设定锻炼该肌群所需的阻力来达到恢复肌力或者肌容积的目的）。同时，更注重各关节功能的量化指标，使骨科康复治疗效果得到更准确的评估，治疗目的性更强。

许多从国外学习回国的骨科医生，带回现代骨科康复新理念，使得越来越多的骨科医师认识到了康复医学的重要性。随着我国经济的发展及人们生活水平的提高，社会对康复医学的需求越来越大，应瞄准骨科康复的世界水平，大力运用中医方法论，促进中医在骨科康复中的发展！

未来骨科康复的发展是骨科、康复及社区康复三个方面的医生相互结合，骨科康复从医院衔接到社区与家庭，并愈加注重家庭给骨科患者提供的有效护理康复。由于大部分骨科患者康复需要花费很长的时间，因此想要在康复医疗机构内长期住院完成康复存在较大的难度。目前，临床研究发现，在有效的康复指导下，家庭康复与社区康复对骨科康复所产生的作用是大致相同的，并且不存在明显差异。也就是说骨科、康复医疗机构、社区康复、家庭康复四者是可以进行序贯结合一体化实施康复治疗的，那么骨科康复学科的建立和发展对于这一工程体系的完善至关重要且意义重大。

二、中医骨科康复学科建设的意义

中医骨科康复学科建设的意义在于不再是把骨科疾病的损伤和损伤后的康复作为单独的体系来研究,而是把骨科疾病的损伤和损伤后的康复作为统一序贯的整体来进行临床治疗和研究。近年来,手术康复一体化理念的临床研究较为火热,同时也使骨科临床医生的康复理念得到转变,并逐渐形成了围手术期康复理念。目前骨科临床治疗过程中,更加注重肢体功能的康复恢复。

第二章

骨科康复主要理论及技术

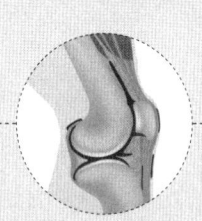

第一节 骨科康复基本理论

一、概述

根据拉马克的"用进废退"规律,运动有赖于运动器官的结构和功能,又同时塑造了运动器官的结构,发展其功能,运动与运动器官的结构和功能是互相制约,互相促进的。运动疗法是康复医疗包括运动系统康复医疗的基本手段,因此有必要对运动疗法的生理学与力学基础进行简要讨论。

(一)肌肉系统

1. 肌肉的收缩方式

根据肌肉收缩时产生的张力和外加阻力的关系,可以区分等张收缩和等长收缩两种方式。

1)等张收缩

等张收缩时肌肉张力大于阻力,肌肉可自由缩短引起相应的关节运动,故又称动力性收缩。等张收缩由阻力的大小,通过反射机制,调节运动单位的募集来确定肌肉张力,主观用力过大、募集过多时产生加速度运动,而张力相对恒定。等张收缩使肌肉缩短,肌肉的两端向中心靠近时,称为向心收缩,例如下蹲位起立时的股四头肌收缩;在阻力大于肌肉张力时,预先收缩的肌肉被动地延长,使肌肉两端远离中心,这种等张收缩又称为延长收缩或离心收缩,如下蹲时的股四头肌收缩。

2)等长收缩

在肌肉收缩的张力与阻力相称时,肌肉没有明显缩短或延长,故称为等长收缩,同时不产生明显的关节运动,故又称为静力收缩,例如维持半蹲姿势时的股四头肌收缩。在对抗可移动阻力时，等长收缩中的肌张力取决于阻力大小；在对抗固定阻力时，肌肉内张力大小取决于主观用力程度。

2. 肌肉的功能要素

肌肉的功能要素主要指肌力、耐力、速度等功能素质。影响这些功能素质的因素有以下四点。

1）绝对肌力

绝对肌力指肌肉在电刺激下做最大强度收缩时产生的最大拉力或张力，其大小基本上由肌肉生理横截面决定。肌肉的生理横截面指肌纤维内收缩物质的横截面或指肌肉内各纤维束的横截面之和。在纤维呈平行排列的肌肉如缝匠肌，即为肌腹的横截面，此类肌肉生理横截面较小，肌纤维较长，其肌力较小，但收缩幅度较大。在肌纤维呈立体的半羽状或羽状排列的肌肉，其生理横截面大于肌腹的横切面，但肌纤维相对较短，此类肌肉肌力大但收缩幅度较小。单位肌肉横截面产生的最大肌力称为肌力比或称绝对肌力。

2）募集率

募集率指运动单位激活的百分率，由随意地或反射地激活的运动神经元数量决定。大强度收缩时募集率高，肌力大。但即使做最大主观努力的收缩，也只能募集一定百分比的运动单位，另一部分运动单位仍处在后备状态。最大收缩时的募集率经过训练后可有所提高。

3）速度和力量-速度关系

肌肉收缩速度指等长收缩时肌张力产生的速度或等张收缩时肌纤维缩短的速度。骨骼肌的一个基本力学特性，表现为肌肉力量-速度关系，即在一定强度的等张收缩时，负荷或肌张力增加时肌肉缩短速度降低，反之亦然。同时在低于等长收缩时的最大张力的一定负荷下，快肌纤维的缩短速度高于慢肌纤维。换言之，如以同样速度收缩，则快肌纤维产生的肌力较大。如负荷一定，等张收缩的强度增加，则多余的肌力产生加速度，使运动加速。实际运动的速度还受运动神经兴奋冲动强度及兴奋-抑制转换速度等因素的影响。

4）耐力

耐力指持续地维持一定强度的等长收缩或做多次一定强度的等张收缩的能

力。肌肉的耐力取决于运动强度及运动时募集的肌纤维类型及其能量代谢血液供应特点。维持姿势及做低强度运动主要募集不易疲劳和中度耐疲劳的Ⅰ型及ⅡA型纤维，故能持久进行；高强度运动募集极易疲劳的ⅡB型纤维，故不能持久进行。

3. 杠杆、力矩、功和功率

人体是一个复杂的杠杆系统，各种肢体运动本质上按杠杆原理进行。杠杆有支点（A），阻力点（B），力点（F），以及阻力臂（RA）和力臂（FA）。RA×R为阻力矩，F×FA为力矩，两者相等时杠杆保持静止或按惯性做等速运动，两者不等时则做加速或减速运动。

1）按A、R、F三点的排列顺序，可区分三类杠杆

第一类杠杆支点位于阻力点和力点之间，例如颈椎曲、伸杠杆；第二类杠杆阻力点位于支点和力点之间，力臂始终大于阻力臂，可用较小肌力克服较大阻力，故又称为力量杠杆，例如提起足跟时的踝关节杠杆；第三类杠杆力点位于支点和阻力点之间，力臂始终小于阻力臂，克服阻力需要较大肌力，但可使肢体远端产生高速运动，又称为速度杠杆，例如屈肘、伸膝时的运动杠杆。

2）肌力作用于运动杠杆产生力矩

力矩的大小取决于肌力大小，同时也取决于力臂的长度。骨骼上的结节、粗隆，脊椎上的棘突、横突，以及髌骨和其他籽骨的作用主要在延长力臂，以增加力矩。

3）通常以阻力矩的大小来衡量力矩的大小

阻力乘以运动距离为肌肉所做的功，单位时间所做的功为功率。肌力和阻力的常用单位为牛顿（N），力矩和阻力矩的单位为牛顿·米（N·m），功的单位为含义不同的牛顿·米（N·m）即焦耳（J），功率的单位为焦耳/秒（J/s）即瓦（W）。

4. 肌肉的协作

每一肌肉运动都需多数肌肉通力协作才能完成。参与运动的肌肉可根据在运动中所起作用，分为该运动的原动肌、拮抗肌、固定肌和中和肌。

1）原动肌

直接完成动作的肌肉称原动肌。其中起主要作用的称主动肌，起次要作

的称副动肌，例如屈肘时的肱二头肌和肱桡肌。

2）拮抗肌

与原动肌作用相反的肌肉称拮抗肌。在原动肌收缩时，拮抗肌协调地做适当的离心收缩，以使动作平稳精确，并保持活动中关节的稳定性，防止关节损伤。例如下蹲位起立时的腘绳肌。

3）固定肌

为了发挥原动肌的作用，须将其相对固定的一段所附着的骨骼加以固定。起这种固定作用的肌群称固定肌。

4）中和肌

中和肌的作用是抵消原动肌收缩时所产生的一部分不需要的动作，例如屈肘时前臂旋前肌收缩抵消肱二头肌的旋后作用。

5. 运动训练对肌肉的影响

系统的运动训练可引起肌肉的适用性改变，包括形态、生化及功能改变。

1）形态改变

形态改变为肌肉肥大，肌纤维增粗，肌肉毛细血管密度增加使血液与肌纤维间氧渗透距离缩短，线粒体增多及肥大，收缩蛋白及糖原、有氧代谢酶含量增加。因形态改变引起的功能改变表现为肌力、肌肉耐力等功能指标增强。有氧代谢酶活性增强提高了肌肉摄取及利用氧的能力，在静息及一定强度运动时肌肉的动静脉氧差增大，而对血液量的需求则有所减少。

2）生化及功能改变

运动引起肌肉内各种物质包括能源物质储存，收缩蛋白及酶蛋白的消耗，肌肉收缩能力随之下降，为产生肌肉疲劳的重要因素之一。在随后的休息过程中，物质损耗得到补充，收缩功能也随之恢复。在物质储存及收缩功能恢复到运动前水平后，还可继续上升超过运动前水平，此现象称为"超量恢复"，然后又渐回到运动前水平。如下一次运动训练在超量恢复阶段内进行，肌肉的物质增加和收缩力增强可逐步积累，使肌肉的形态及功能得到发展。

在运动训练开始几周内，肌力可增加20%～40%，但肌肉体积未见增加，是肌纤维募集更有效所致。以后则因肌纤维增粗使肌力继续增大。不同的训练及负荷可引起不同的肌肉适应性改变。耐力训练如跑步、自行车、游泳等可加强肌肉有氧代谢能力。但耐力运动中肌肉用力水平常较低，一般低于最大肌力的30%，因而不足以刺激肌肉增粗。

力量训练的主要结果是肌力增长，原因主要是肌纤维肥大，在早期也可能是由于神经控制的改善，使肌肉募集率增加及运动单位的激活更加同步化所致。代偿性过度负荷指一部分肌肉受永久性损害时，另一部分肌肉因代偿其功能而经常承受过度负荷，其结果使这些肌肉肥大。

6. 失用对肌肉的影响

肌肉失用引起肌肉的失用性萎缩（disuse atrophy），在肢体制动时及持续卧床时表现最明显。失用性肌萎缩时肌力及耐力减弱，肌纤维面积缩小，氧化酶活性降低。失用性肌萎缩一般是可逆的，可经训练而复原。但是这种萎缩的发生很快，其恢复则需较长时间。肢体被固定时，肌肉主动收缩停止，反射引起的肌收缩也大大减少。神经的运动冲动减少可能使神经轴索流减慢，损害神经的营养作用，结果影响肌肉代谢，引起肌肉萎缩。存在关节内损伤或炎症时，关节内感受器受刺激可反射地抑制周围肌肉活动，加速其萎缩，称关节源性肌萎缩。

（二）韧带和肌腱系统

韧带和肌腱都属于致密结缔组织。韧带的作用是把骨与骨连接在一起，以保持关节稳定，限制其运动和传递应力。肌腱把肌肉和骨连接在一起以传导肌肉拉力，产生运动并保持关节的动态稳定。

1. 基本结构

韧带与肌腱俱为纤维组织，韧带的纤维约90%为胶原纤维，其余为弹性纤维。纤维大部分平行排列，一部分呈交叉排列。肌腱则几乎全由平行排列的胶原纤维构成。胶原纤维的基本结构物质为胶原，是一种高分子蛋白质，其长链状分子排列成原纤维，后者集合形成细纤维，再束状聚集形成胶原纤维。胶原分子的排列方向与韧带纵轴一致，便于承受拉力。韧带在骨上的附着点视其附着角度分为两型：大角度附着点（如膝交叉韧带附着点）及切线附着点（如膝内侧副韧带的胫骨附着点）。前者韧带的胶原纤维进入骨结构，韧带内纤维细胞逐步移行为软骨细胞及骨细胞，韧带结构也移行为纤维软骨、钙化纤维软骨及骨。这种结构的逐步过渡可防止应力的过度集中。韧带呈切线附着时，大部分纤维未深入骨结构而散布于较大面积的骨膜中，结构移行中没有纤维软骨层，这种附着点较易受损害。

2. 力学特性

韧带与肌腱等纤维组织具有强度与刚度，前者指被拉断时所承受的最大拉力，后者指易变形的程度即应变与应力的关系。纤维组织的应变或在拉力作用下的延长分为弹性延长及非弹性延长，其中包括塑性延长，后者延长后不再回缩。胶原纤维的非弹性延长可达原长的6%～8%，然后断裂，为一种韧性材料；弹性纤维的弹性延长可达100%，但非弹性延长很少，为一种脆性材料。两种纤维的比例对韧带的力学特性产生影响。机体发育成熟时，韧带内纤维增粗，基质内水分减少，韧带的强度及刚度增加。成年后韧带开始发生退变。其中部分因附着点骨质疏松所致，增加了发生撕脱骨折的危险。

3. 制动对韧带的影响

制动对韧带和关节囊及关节周围纤维组织产生深刻影响，韧带的具体变化可有表面失泽，木质感。其形态学与力学改变可分为强度及长度两方面来分析。

1）韧带强度变化

在关节固定数周后，韧带的强度及刚度减弱。肌腱、韧带和骨组织一样，都经常根据承担的应力负荷进行组织改建，经系统训练也可增生肥大。其具体变化不如肌肉明显，在镜下可见纤维增粗。肌腱和韧带在运动训练后强度增加，但其变化较慢。

2）韧带长度变化

制动后韧带等纤维组织的黏弹性减弱，并降低了纤维之间的润滑作用。同时纤维与纤维之间的距离因此缩小，互相接触的机会增多，接触时间延长，易于化学横键的形成及造成纤维之间的粘连。横键的增多和增密妨碍了纤维之间的滑动及纤维组织的变形，使制动时处于松弛位的韧带渐固定于缩短位，关节挛缩因此发生。制动下特别是存在组织炎症肿胀时，常有新生细纤维形成，其数量可能不多，但影响很大，可任意与原有纤维多处粘连，限制其相对滑动，从而加速及加重关节的挛缩。应注意，关节虽未做严格制动，但长期只在受限的运动幅度内运动，同样可发生上述变化。

4. 韧带的愈合

韧带损伤后约7天内的反应以出血、炎症为主，继之出现结缔组织增殖，伤后2~3周时达高峰，以后有一个较长的纤维组织成熟期或重塑形期。各时期的长短受一系列因素的影响，如年龄、营养、内分泌及局部组织类型、血供、感染、机械应力、温度等。在肌腱和韧带愈合的早期包括滞后期和增殖期，局部制动是必要的，可以避免愈合部被重新分离或在过分松弛状态下愈合。但在其成熟期适当的应力可影响愈合组织的重塑性，使纤维排列更加整齐，并可通过血管、代谢等因素改变纤维产生及重新塑形的环境，使强度恢复加快。

（三）关节软骨组织

软骨为一种高度特殊化的、半硬形式的结缔组织，由软骨细胞和基质构成，基质又由水、蛋白多糖和纤维构成。软骨基质的成分决定着软骨的力学特性，包括弹性、强度、耐磨损、表面润滑等。由于基质内纤维的成分和含量不同，构成3种类型的软骨，即关节软骨或称透明软骨、纤维软骨和弹性软骨。

1. 软骨的主要功能

（1）扩大关节接触面以分散接触应力。

（2）缓冲关节应力。

（3）减少关节面摩擦。

这些功能由其基本结构及力学特性来保证。

2. 制动对关节软骨的影响

制动引起的关节软骨变化并非直接由机械压力引起，主要是由于软骨的营养障碍。关节软骨未成熟时，钙化层未充分发育，潮线尚未形成，软骨的营养部分来自软骨下骨层中血管内的渗透；钙化层及潮线形成后，与软骨下层交通被阻断，营养全部来自滑液。运动使关节软骨交替地受压和减压，使软骨的基质液交替地挤出与吸入，从而与关节滑液进行交换。运动同时促进关节液的更新与流转，与保持关节软骨的营养，排出其代谢产物极为重要。在持续制动，特别是在强制的特殊肢位制动时，接触区软骨持续受压，其基质液被挤出后无法吸入，可加速软骨变化，产生所谓"压迫性坏死"。

3. 关节软骨的修复

关节软骨由于缺少血管,不能产生损伤修复所必需的炎症反应,因此难以修复。当损伤穿透软骨钙化层及基部骨组织时,其下血管暴露,为修复的血管反应创造条件。血管破裂处形成血块,来自软骨下骨的毛细血管侵入,形成血管化的成纤维细胞修复组织。以后细胞渐增,血管渐减,在基层开始骨化达到相当于钙化层的边缘。创缘上存活的软骨细胞显示代谢活动增加,但不能形成细胞增殖,对修复过程贡献不大。其余纤维修复组织可演化成纤维软骨、透明软骨,或两者的混合物,也可保持软骨与纤维组织的中间状态。

(四)骨骼系统

1. 基本结构和力学特性

骨结构有皮质骨和松质骨之分,两者的差别在于空隙或非矿化组织所占比例,皮质骨为5%~30%,松质骨为30%~90%以上。骨组织为最坚硬的结缔组织,由骨细胞及基质构成。基质的基本成分是胶原纤维和羟磷灰石,后者约占重量的2/3。骨基质抗压应力的强度最大。松质骨强度和弹性较差,其最大应变可达7%。故骨骼系统有充足的强度贮备,但长途行走及长跑等多次反复的应力负荷可引起骨组织的微小骨折,这种微小骨折的发生速度超过修复速度时,可累积而引起疲劳骨折。

2. 应力对骨结构的影响

长期运动可使皮质骨增厚,骨小梁排列更合理,骨隆突更发达。应力刺激能加速骨折后骨痂形成。相反,制动则引起骨钙磷流失,使骨强度显著下降。在松质骨及肌腱、韧带的骨附着处由于代谢率较高,骨吸收及强度下降更著,易于发生再次骨折或撕脱骨折,须予特别注意。骨组织按一定速率进行代谢,表现为破骨与成骨交替进行,这一过程受运动负荷的影响。

3. 骨的愈合

适当的间断性压应力可促进骨松部钙盐沉着,加速骨愈合,其机制已如上述。微小的剪应力常使骨痂形成增多。一般认为在愈合期中应避免弯曲及扭转应力。

(五)关节系统

关节的功能取决于其稳定性与灵活性,这两个特性是对立统一的。稳定性大的关节灵活性较差，反之亦然。一般上肢关节倾向于较大的灵活性，而下肢关节则倾向于较大的稳定性。

1. 影响关节稳定性与灵活性的因素

（1）构成关节的两个关节面弧度之差，即互相吻合的关节面的弧度大小。

（2）关节面结构。如屈戍关节的滑车结构可防止侧向移位，关节头滑车两端的大小不一，使关节活动时有较好的侧向稳定性。髋关节中髋臼与股骨头密切吻合，在使关节面分离的应力下关节腔内形成负压，使关节面互相吸附，不易脱出。

（3）关节囊的厚薄与松紧度。关节囊是由结缔组织构成的膜囊，附着于关节的周围，起着密封关节腔的作用。关节囊的厚薄决定关节的稳定性，松紧度决定关节的灵活度。

（4）关节韧带的多少与强弱。各韧带在特定肢位时紧张，以限制关节的异常或过度运动。韧带纤维挛缩损害关节的灵活性，韧带松弛则损害关节的稳定性。

（5）关节周围肌肉是维持关节稳定，特别是动态稳定的重要因素。肌肉的强弱和伸展性，影响着关节的稳定性和灵活性。肌肉萎缩使关节失稳，关节内应力分布异常集中，易引起关节软骨退行性改变。

2. 关节的润滑

实验研究发现滑液关节的摩擦系数低至0.001，优于大多数高级轴承，故关节软骨的磨损率极低。关节的润滑特点十分复杂，与承受的负荷大小，静态或动态负荷，以及负荷持续时间等因素有关。负荷增加时摩擦系数可见下降。在静态时摩擦系数较高，开始活动后下降。关节面间相对运动速度增加时摩擦系数下降。

3. 关节的分类

人体所有关节的运动可分析为环绕3个互相垂直的轴心，沿着3个互相垂直的平面运动，即环绕额状轴在矢状面上运动、环绕矢状轴在额状面上运动和环绕垂直轴在水平面上运动。人体各关节按关节面形状及韧带肌肉结构所决定的活动功能，分为以下三种类型。

（1）单轴关节。单轴关节只能绕一个轴在一个平面上运动，包括：①滑车关节例如指间关节、肘关节，只能沿额状轴在矢状面上做屈伸运动；②圆柱关节例如尺桡关节，只能绕垂直轴在水平面上做旋转运动。

（2）双轴关节。双轴关节可绕两个轴在两个平面上运动，包括：①椭圆关节例如腕关节，可绕矢状轴在额状面上做屈伸运动，又可绕额状轴在矢状面上做桡屈、尺屈运动，2~5指掌指关节可做屈伸及内收外展运动；②鞍状关节，例如拇指腕掌关节，关节面如两鞍交扣，可做屈伸及内收外展运动。

（3）三轴关节。三轴关节可绕3个轴在3个平面上运动，包括：①球窝关节例如肩肱关节及髋关节，可做屈伸、内收外展及内外旋转运动。②平面关节例如肩锁关节、腕骨间关节等，关节面曲度很小，可视作巨大球体或球窝关节的一小部分，两关节面大小接近，关节囊及韧带常较坚厚紧张，可有多方向活动及错动，但活动度小。

4. 有关于关节运动的常用术语

（1）屈伸使关节两端肢体趋向于成一直线的运动为伸，超过直线的部分称"过伸"，使两端肢体间夹角减小的运动为屈。

（2）内收、外展离开身体正中线（肩、髋）或肢体正中线（指、趾）的运动为外展，向反方向为内收。

（3）旋转肢体前缘向内转动为旋内或旋前，向外转动为旋外或旋后。

（4）环转肢体由前屈位经外展位、后伸位，回至前屈位或经相反方向的连续运动称为环转，前者称向后环转，后者称向前环转。

5. 制动对关节的影响

综合制动对关节结构诸成分的作用，即可理解制动对关节造成的深刻影响。这些影响是多方面的，可按关节活动度及牢固程度分析如下。

（1）关节活动度制动通过多条途径损害关节的活动度，主要导致关节挛缩或关节粘连，最终导致关节活动障碍。

（2）关节牢固性制动后关节各结构成分的变化必然导致关节牢固性改变，使其在急性及慢性应力下易受损伤。

制动使韧带强度降低，同时由于肌肉萎缩削弱，吸收及缓冲应力的能力减弱，使韧带失去保护与支持而易受损伤及撕裂。特别是韧带附着点的骨质吸收，骨、韧带交界处抗张强度大幅下降，常在稍大应力下发生撕脱骨折。

制动后关节软骨萎缩变薄，分散及缓冲应力的能力减弱，以及肌肉削弱损害关节的稳定性，加以运动协调功能损害，使关节产生一些"不合槽"运动，致部分关节面应力异常集中，为软骨磨损及关节退行性改变创造了条件。

（六）持续制动和卧床对全身的影响

肌肉运动是保持全身及各系统器官正常生理活动功能的不可缺少的刺激剂。正常人体在日常生活及职业活动中或多或少保持着一定的运动，运动不足的影响不易显现，那么持续制动及长期卧床导致的肌肉活动的严重丧失，必然引起不良的生理效应，对患者健康造成额外的损害，并可导致免疫及愈合机制，影响疾病进程，甚至产生各种并发症。

1. 心血管系统

持续卧床可使静息心率增高，每搏输出量减少，循环血量减少，下肢深静脉血栓形成的机会明显增加。

2. 呼吸系统

持续卧床使呼吸变浅，频率增加、潮气量降低，肺活量及最大通气量减少，横膈上升，活动度减少，呼吸道分泌物不易排出，易并发坠积性肺炎，对年老或因严重创伤而衰弱者威胁更大。

3. 消化系统

持续卧床后胃肠道张力及蠕动减弱，肠黏膜及腺体萎缩，消化吸收不良导致食欲减退及营养不良。

4. 泌尿系统

卧床体位不利于膀胱及肾盂排空，尿液在膀胱内停留时间延长，都易于尿路感染的发生。全身骨质疏松引起尿钙浓度增加，尿路结石的发病率也随之增加。结石损伤膀胱黏膜有利于细菌感染，感染改变尿pH值又易于造成结石的形成。

5. 代谢

持续卧床时出现负氮平衡。卧床5～6天氮流失增加，2周时达高峰。同时随着骨脱钙，尿钙流失增加，出现负钙平衡。

6. 精神心理

持续卧床可出现幻觉和注意力及定向障碍，可有焦虑、抑郁、易激惹、对疼痛耐受力下降、失眠等反应。对于持续卧床引起的不良影响，其对策自然是尽可能早期起床活动，必须卧床时则应认真进行适当的床上保健运动，对年老或身体衰弱者尤为重要。

二、运动疗法的应用

运动疗法（exercise therapy），在我国也称体育疗法或体疗，是利用运动锻炼，通过促进功能恢复或功能代偿的途径来促进机体康复的方法，在骨科领域常称之为功能锻炼（functional training）。复位、固定、功能锻炼，被视为骨折治疗的"三部曲"，可见运动疗法在骨科领域中的重要性。

运动疗法中的肢体运动，可按肌肉的作用程度分为主动运动、被动运动与助力运动。主动运动由肌肉主动收缩完成，是运动疗法的主要方式，克服外加阻力进行的主动运动又称抗阻运动。被动运动由外力进行，肌肉不做主动收缩，常用以牵引挛缩的肌肉、肌腱及韧带组织，保持或恢复关节活动度或放松痉挛肌肉。用专用器械在一定范围内做持续的被动运动以改善关节及周围组织的血液淋巴循环，改善组织营养的方法称连续被动运动（CPM）。助力运动在肌肉主动收缩的基础上施加被动助力，适用于肌力在三级以下时或病体虚弱时完成肢体运动，以保持或改善肌力及关节活动度。

在康复医学实践中常利用医疗运动的某些特殊作用来达到康复治疗的特殊目的，形成各种专门性练习。在骨科范畴常用的专门性练习如下。

（一）肌力练习

1. 肌力练习的基本原理

肌力练习是用来维持及发展肌肉功能的专门性练习。根据"超量恢复"的规律，肌肉或肌群做适当的练习，使肌肉产生适度的疲劳后，在休息过程中肌肉从恢复阶段到超量恢复阶段，然后又回到运动前状态。在超量恢复阶段时进行练习，可保持超量恢复不消退，并逐步积累，达到肌肉肥大，肌力增强的效果。肌肉收缩的强度对肌力练习的效果起决定性影响，以最大收缩强度的40%收缩时，运动单元募集率较低，且主要募集Ⅰ型肌纤维，对增强肌肉耐力有效；强度增大时募集率增高，Ⅱa型、Ⅱb型纤维依次参与收缩，对增强肌力有效。骨科患者首先要求是恢复肌力，而肌肉耐力则在日常生活及工作中也有较多机会得到锻炼，故宜首先重视高收缩强度的练习。在实施过程中根据原来肌力水平选择运动方式。

1）肌力为0时

进行电刺激及传递冲动练习，后者为主观努力，是试图恢复瘫痪肌肉收缩功能的练习，此时由大脑运动皮质发放神经冲动，经一定的运动通路向周围传递，可以活跃神经轴索流，增强神经营养作用促进周围神经的再生及功能恢复。常与被动运动结合进行。

2）肌力为1～2级时

仍可采用肌肉电刺激疗法。此时肌肉已有一定的肌电活动，可以采用肌电反馈电刺激法，即用肌电图表面电极拾取肌肉主动收缩时的肌电信号，加以放大后，用以启动脉冲电刺激以引起或加强肌肉收缩。此法需要用专门仪器进行。它是肌电生物反馈疗法与电刺激疗法的结合，可取得较好效果。此时，传递冲动已能引起一定的肌肉收缩，可以与被动运动结合，成为助力运动。应注意强调主观用力，仅给予最低限度的助力，防止以被动运动代替助力运动。助力可由治疗师用手法施加，也可由患者的健肢徒手或通过棍棒、滑轮系统提供。

3）肌力为3～4级时

应进行抗阻运动，使肌肉在运动中承受阻力以增加肌纤维募集率，从而促进肌肉较快地增长。骨科创伤或有疾病时如无严重神经损害，肌力多在3级以上，故抗阻练习应用十分广泛。

2. 抗阻练习

可利用肌肉的不同收缩方式进行抗阻练习。

1）等张练习

等张练习又称动力性练习，即利用肌肉等张收缩进行的抗阻练习。典型的方法是直接或通过滑轮举起重物，如举哑铃、沙袋，或使用拉力器。其特点是其所用重物产生的运动负荷不变，肌肉产生的最大张力也不变。但在一个动作过程中关节处于不同角度时，肌肉收缩产生的最大力矩不同，所能克服的负荷也不同，为了完成全幅度运动，负荷不能太大。加之运动加速与减速时受惯性的影响，阻力矩不能经常与肌肉的最大力矩相称，使运动中大部分时间阻力矩低于肌肉最大力矩，影响锻炼的效果。

用等张练习增进肌力的关键在于用较大阻力以求重复较少次数的运动即引起肌肉疲劳，即大负荷少重复的原则。Delorme于1945年据此原则提出一种渐进抗阻练习法（progressive resistance exercise，PRE），取得较好效果。其法是先测定重复10次运动的最大负荷，称为10RM值（10 repetition maximum），做3组各10次的运动练习，依次用1/2、3/4及全10RM值作运动负荷。前两组用作准备活动，第三组是主要练习。每周重复测定10RM值，以修正练习时的实际负荷量，使其随着肌力的增长而增加。

已有不少作者对Delorme的PRE方案进行修正，有的将3组练习顺序颠倒，使3组负荷都比较接近于当时的最大负荷，还有不少其他方案，并无最有效的真正规范。但大负荷、少重复的原则仍被普遍遵循。

等张肌力练习时肌肉主动缩短，使肌肉的两端相互靠近者为向心练习；相反，由于阻力大于肌力，肌肉在收缩中仍被被动拉长，致其两端相互分离者为离心练习。离心运动与向心运动同为日常活动所必需。离心运动较易产生迟发性肌肉酸痛。各肌肉最大离心收缩产生的肌张力大于最大向心收缩。

2）等长练习

等长练习即利用肌肉等长收缩进行的肌肉练习，由于不引起明显的关节运动，又称静力练习。等长练习操作简便，可在肢体被固定、关节活动度明显受限制或存在关节损伤包括软骨软化症或关节炎症等情况下进行，以及时预防肌萎缩或促进肌力恢复，在骨科康复中应用广泛。其缺点是被认为主要增强静态肌力，有显著的角度特异性，即只对增强练习角度附近约20°范围内的肌力有效，对增强肌肉耐力作用较差，同时对改善运动的精确性、协调性无明显帮助。

3）等速练习

20世纪60年代后期James Perrine提出等速练习概念，被后来的研究者认为是肌肉功能锻炼中的一项革命。目前已被公认为最先进的肌肉训练方法而被广泛应用。

4）各种抗阻练习方式的综合利用方案

各种肌力练习的方式视肢体伤病性质、病程阶段、症状、关节活动度及肌力水平和设备条件区别选择。随着病程的推移及功能的进步，抗阻练习的方式可做连续的改变，如多角度、次大强度等长练习；多角度、最大强度等长练习；短弧度、次大强度等速练习；短弧度、等张练习；短弧度、最大强度等速练习；全幅度、次大强度等速练习；全幅度、最大强度等速练习。

3. 肌力练习时的注意事项

（1）正确掌握运动量与训练节奏。根据疲劳和超量恢复的规律，无明显的疲劳也不出现明显的超量恢复，故每次肌肉练习应引起一定的肌肉疲劳。但过大的活动量可引起肌肉急性劳损，发生持续疼痛，应予避免。同样重要的是掌握各项练习的节奏，要使下一次练习在上一次练习后的超量恢复阶段内进行，才能使肌力逐步增长。过于频繁的练习易使疲劳积累，导致肌肉劳损；间隔时间过长，超量恢复已消退，练习效果无从积累。问题在如何判定超量恢复阶段，临床上难以进行肌肉形态及生化观察，但可以进行肌力测试。在超量恢复阶段应见到肌力恢复并有增强。此外，患者的自我感觉有参考价值，出现超量恢复时患者应感觉疲劳完全消除，肌肉有力，对再次练习表现出较高积极性。在较劳累的肌力练习后这种现象多在48小时后出现，故肌力练习多隔天进行，可视实际情况适当提前或延后。

（2）无痛锻炼运动中发生的疼痛。应视作引起或加重损伤的警告信号，必须避免。同时疼痛反射地引起脊髓前角细胞抑制，妨碍肌肉收缩，使练习无效。

（3）充分动员肌力练习的效果与患者的主观努力程度密切相关。练习前应使患者了解练习的作用和意义，消除其可能存在的疑惑，经常给予语言鼓励并显示练习的效果，以提高患者的信心和积极性。

（4）注意心血管疾病风险。肌肉做等长收缩时可引起心率及血压的明显升高，其幅度与收缩肌肉的大小无关，而与收缩的强度占最大收缩的比值有关。有心血管系统异常的患者肌肉练习时应避免进行等长练习及闭气使劲，有严重心血管疾病者不宜进行较大强度的肌力练习。

（二）关节活动度练习

1. 关节活动障碍的对策

恢复关节活动度（range of motion，ROM）往往是患者对康复治疗的第一个要求。恢复关节活动度通常有以下方法：①关节活动度练习；②手法松解；③手术，包括手术松解、关节成形或人工关节植入。

关节制动后正常韧带强度明显下降，骨骼由于脱钙，其强度也明显下降。关节活动度练习目的在逐步牵伸挛缩粘连组织而不是撕裂挛缩粘连组织，可以避免再次损伤。如能尽可能缩短固定时间，及时开始关节活动度练习，大部分关节挛缩强直可以获得满意矫治。

2. 关节活动度练习

关节活动度练习的基本原则是逐步牵伸挛缩与粘连的纤维组织。牵伸纤维组织的方法大致有以下四种。

1）主动运动

用主动运动恢复关节活动度，动作宜平稳缓慢，尽可能达到最大幅度，用力以引起轻度疼痛为度。多轴关节的各方向运动依次进行。每一动作重复20~30次，每日可进行2~4次。主动运动可同时增强肌肉，活跃肢体血液循环，消除肿胀。进行主动运动时，由患者根据疼痛感觉控制用力程度，不易引起损伤，故适于早期进行。对矫治轻度的关节挛缩粘连效果较好，但对后期较牢固的关节挛缩粘连作用不够有力。

2）被动运动

被动运动一般由治疗师按需要的方向进行关节被动运动以牵伸挛缩粘连组织，作用常比主动运动有力，但必须小心地根据患者疼痛感觉控制用力程度，避免引起明显疼痛，更不可施加暴力，以免引起新的损伤。

3）助力运动

通常是通过健肢徒手或棍棒、绳索和滑轮装置等工具辅助患肢运动，兼有主动运动和被动运动的优点，应用广泛。

4）关节功能牵引法

利用持续一定时间的重力牵引，可以更好地牵伸挛缩和粘连的纤维组织，从而更有效地恢复关节活动度。

3. 关节活动度练习注意事项

（1）根据关节挛缩粘连的牢固程度选择关节活动度练习方法。关节制动时间不长，关节在被动活动时表现出较大的弹性，且较易感到明显的紧张疼痛感觉，说明牢固程度较低，多数可用主动运动、助力运动或被动运动取得活动度的进步，采用功能牵引法可获得较迅速的进步；相反病程较长，被动活动时关节表现出坚实少弹性，疼痛感觉不甚明显者常提示牢固程度较高，一般需用关节功能牵引法或加热牵引法来争取活动度的进步。

（2）以上方法无效而需行关节及周围粘连松解手术时，手术后2～3天内即应开始ROM练习，或做连续被动运动，力求保持或迅速恢复松解术中所达到的活动度。必要时配合使用药物、理疗等镇痛措施。延迟ROM练习必然导致重新粘连，ROM障碍甚至超过术前。

（3）进行ROM练习，关键在于逐渐牵伸挛缩粘连组织，宜多次反复进行为关节局部轻度拉伸感或疼痛，反复活动为ROM练习有效的保证。而过强的疼痛感觉既是损伤信号，又可引起反射性肌肉痉挛，后者的结果是粘连挛缩组织牵伸不足，从而使治疗无效。

（三）连续被动运动

连续被动运动（continuous passive motion，CPM）是一项较新的关节功能康复技术，20世纪70年代初由Salter等人提出，20世纪80年代初用于膝关节人工关节术后，以后应用逐渐推广。它利用专用器械使关节进行持续较长时间的缓慢的被动运动，主要用于防治制动引起的关节挛缩，促进关节软骨、韧带和肌腱的修复，改善局部血液淋巴循环，促进肿胀、疼痛等症状的消除，最终目的是配合肌肉功能练习等其他康复治疗，促进肢体功能的恢复。

1. CPM的作用机制

（1）温和但持久地牵伸关节囊、韧带、肌腱及关节周围软组织，防止这些纤维组织废用性挛缩，松解粘连，从而预防及矫治关节活动度受限。

（2）CPM造成关节面相对运动及关节内压周期性改变，可加速关节液的流转及更新。同时在被动运动中对关节软骨面温和地交替加压及减压，可促进软骨基质液与关节液之间的渗透交换，从而改善软骨营养，防止关节软骨因持续受压或缺失压应力刺激而引起退行性变化。

（3）在软骨修复过程中，通过CPM对关节面经常施加压应力及摩擦应力，可促使修复组织中的未分化细胞向软骨细胞转化，使受损关节面最终由透明软骨修复，而不是由纤维组织或骨组织修复。同时早期开始CPM可使修复的关节面获得较好塑形，从而减少以后发生骨关节病的机会。

（4）关节韧带修复后应用CPM可减轻韧带的萎缩，显著地增加修复后6周及12周时的韧带强度。

（5）持续被动运动中关节本体感觉系统不断有向心冲动发放，可阻断疼痛信号的传递（闸门学说），因而减轻疼痛。

（6）与一般被动运动相比，CPM的特点是较长时间持续进行，有较充分时间发挥其作用，同时运动稳定、缓慢、可控，较舒适并不容易引起损伤。与主动运动相比，CPM不引起肌肉疲劳，可持续进行，同时由于不承重，不伴肌肉收缩，因而关节受力较小，可在关节损伤或炎症时早期应用而不引起损害。

2. 临床应用

CPM的应用最初用于膝关节人工关节术后，以后扩大应用于髋、膝、踝、肩、肘、腕各关节，主要适用以下情况：①四肢骨折，特别是关节内或干骺端骨折切开复位内固定术后；②关节成形术后，人工关节置换术后，韧带重建术后；③创伤性关节炎、肩周炎、类风湿关节炎滑膜切除术后，化脓性关节炎引流术后；④关节挛缩、粘连松解术后；⑤关节软骨损伤，自体骨膜或软骨膜移植修复术后。

3. 实施方法

CPM需要用适用于具体关节的专用器械进行，关节活动幅度、速度和持续时间可酌情选择。活动幅度一般从无痛可动范围开始，以后酌情增加；运动速度一般选择每个周期1 min；运动持续时间顾名思义原是24 h连续进行，后来多缩短为每日进行12 h、8 h、4 h，也有每日2次，每次1~2 h。一般认为在关节手术后第1周为防止关节内粘连或为了促进软骨修复时，宜24 h连续进行且至少1周，以后改成间断进行。人工关节术后一般间歇应用2~3周。

（四）有氧运动

有氧运动是由全身性大肌群参加的耐力性运动，机体有氧代谢大大活跃，其特点是肌肉做较低强度的反复收缩，主要募集Ⅰ型肌纤维。其能量消耗依靠糖原及脂肪酸的氧化分解来提供，而不似大强度快速运动时依靠无氧酵解供能，故不易造成体内的乳酸积聚。系统地进行耐力性运动可引起肌肉的功能适应，表现为肌肉内肌糖原贮备增加，线粒体量增加及线粒体有氧代谢酶活性增强，肌肉内毛细血管密度增加，因而肌肉耐力增强，运动时对血氧的摄取及利用能力增强使动静脉氧差增大。在做同样强度工作时，对血液循环的需求降低，使心血管的功能贮备相对增加。

机体运动时吸氧量及心率随着运动强度的增加而增加，而不能继续上升时即达到个体的最大吸氧量及最大心率。最大吸氧量是机体有氧运动能力的重要指标，也是反映机体体能的重要指标，个体的最大吸氧量经适当有氧运动训练可有所增加，停止运动则渐趋下降。

运动时的吸氧量占最大吸氧量的百分比是衡量有氧运动强度的主要指标，由于在一定的运动强度范围内心率变化与吸氧量变化平行，为方便计算，一般以运动心率占最大心率的百分比来衡量。进行有氧运动时，以使运动心率（靶心率，是能获得最佳效果并能确保安全的运动心率）达到最大心率的70%~85%为宜，以保证安全及有效。

测量个体的最大心率须进行极限量运动试验，临床操作中有诸多不便。因此对于无明显心血管疾病者可用按年龄预计的最高心率来计算运动时的靶心率，最常用的方法是使用Jungmann公式，体质较差的靶心率（次/min）=170 – 年龄，体质较好的靶心率（次/min）=180 – 年龄。

运动时间开始时宜为15 min，以后酌情渐增至30 min或更久，一般不超过1 h，宜有适当间歇。

运动主要用健康肢体进行，上肢伤病时可进行步行、慢跑、上下楼、蹬阻力自行车等，下肢伤病时可进行坐位哑铃操、拉力器、手摇功率计等运动。及时开始有氧运动是保持患者整体健康，防止因缺乏运动引起的后期合并症的主要措施，对病程较长者及中老年人尤有重要意义。

(五)局部和全身运动缺乏性改变的预防

制动或持续卧床引起局部及全身性不良影响导致功能损害已众所周知。此类功能损害可以有效地预防,而预防与事后治疗相比是事半功倍,但在繁忙的医疗事务中仍易受忽视。

运动系统伤病通常伴有局部及全身运动减少,对局部引起一系列废用性改变,对全身引起一系列运动缺乏性改变,对伤病的痊愈、功能的恢复及全身健康造成不良影响,甚至引起危及生命的并发症。防止这些局部及全身不良影响是骨科临床及康复医学的重要任务,其主要途径是通过运动疗法维持必要的运动,其基本措施如下。

1. 局部运动缺乏性改变的预防

为了防止患肢肌肉、韧带、关节软骨和骨骼的废用性改变,应考虑采取以下措施。

(1)尽可能缩小制动范围,缩短制动时间,以减少制动的影响。

(2)患肢在固定范围以外的关节应每日进行各方向全幅度运动以防止关节挛缩。尽量利用主动运动,必要时做助力运动或被动运动。及时进行这些关节全幅度的主动、助力或被动运动,可以完全防止这些关节挛缩。

(3)固定范围以外的肌肉每日进行适当抗阻运动,防止萎缩。

(4)被固定关节周围的肌肉定时进行等长收缩练习。可指导患者在健侧试行,再在患侧进行。肌肉肌腱愈合未坚或骨折复位不稳定时缓行。

(5)关节内损伤及炎症时,关节手术后早期应用连续被动运动。

(6)伴周围神经损伤时及时进行肌肉电刺激治疗,必要时在石膏上开窗放置刺激电极。

(7)局部持续肿胀导致纤维沉积,可加重关节挛缩和粘连。应积极消肿,其主要措施为进行有节律的肌肉收缩和放松(等张或等长),对静脉及淋巴系统进行有节奏的加压或减压,可促进向心回流,起到"肌肉泵"的作用。其次为抬高患肢和理疗,理疗主要是各种温热疗法,以活跃局部血液循环,病情允许时进行局部按摩。

(8)各种原因引起的局部疼痛,特别是运动时疼痛,可抑制主动运动,加速肌肉萎缩。应积极止痛,主要措施有理疗(超短波、超声波、磁疗、间动电流和热疗）、按摩、服用非甾体抗炎药物，必要时可用激素类药物配合局部麻醉药物行局部封闭治疗。

2. 全身运动缺乏性改变的预防

持续卧床可对全身各系统活动起不良影响，并可发生肺炎、褥疮、尿路感染、静脉血栓形成等全身合并症。预防的最有效措施就是早期起床。早期起床应理解为尽早开始床上活动、起坐、起床、站立、行走、散步、上下楼梯等恢复日常活动的连续过程。情况允许时应在术后当天或次日开始并逐日进展。对老年患者尤其要强调早期起床，不然可导致终身卧床不起。

临床情况不允许起床时（例如脊柱不稳定、进行持续牵引治疗等），要用床上保健运动来尽量补偿运动缺乏。床上运动不能阻止应力负荷不足引起的脊柱、骨盆及下肢骨脱钙，但对机体的循环、呼吸及代谢过程有一定的支持作用，对其正确利用也足以防止肺炎、褥疮、尿路感染、静脉血栓形成等合并症。

卧床保健运动由健康肢体进行，受伤部位应保持静止，保健运动应包括以下内容：①未受损伤肢体的主动运动及适当的抗阻运动；②适当的腹肌及背肌运动，如抬头、抬腿、挺胸、抬臀、转体等；③深呼吸运动，包括胸式呼吸、腹式呼吸、胸腹联合呼吸，可联合肢体锻炼或单独进行；④运动每日进行1～2次，动作的复杂及用力程度可视患者体力及临床情况而定。可在病室内集体进行。

3. 注意事项

做好局部及全身性运动缺乏性改变的预防工作可以维持患者全身健康，防止并发症，对创伤愈合起促进作用，并为以后功能恢复创造良好条件，是提高总体医疗质量的一个重要环节，值得重视。要做好这方面工作，以下两点必须注意。

（1）调动患者积极性。患者往往不了解早期活动、早期起床的意义，并且常对早期活动、早期起床存在诸多疑虑，主要是害怕影响创伤愈合或疾病痊愈。应向患者及其家属告知早期活动、早期起床的必要性，按指导进行早期活动的安全性，使其消除顾虑，积极投入早期康复训练。

（2）建立早期活动、早期起床的常规。由康复治疗师按常规进行。现代骨科病房应将早期活动、早期起床纳入骨科护理常规，由病区护士按医嘱执行，从而保证早期活动及早期起床的切实实行。

第二节
等速肌力测试及训练技术

一、概论

肌肉功能检查和评价是骨科康复学中最基本、最重要的内容之一。通过肌肉功能检查，有助于了解患者肌肉和神经的损害程度，训练前后的定期检查可作为评定康复治疗效果的指标。肌肉功能检查包括等长肌力、等张肌力及等速肌力检查。

等速肌力测试和训练技术（isokinetic muscle testing and training），简称"等速技术"，是一项新的肌肉功能评价和训练技术。大量研究表明，等速肌力测试具有较好的精确性和可重复性。等速肌力训练对临床上各种运动系统伤病的康复有重要意义，能有效增强肌力，改善运动功能。因此，等速技术在骨科康复学的临床实践和科学研究中有广泛的应用前景。

（一）等速肌力测试简介

1. 等速肌力测试基础

等速肌力测试需要在等速运动的基础上进行，等速运动是指运动速度恒定（等速）而阻力可变的运动。运动中的速度预先在等速仪器上设定，一旦速度设定，不管受试者用多大的力量，肢体运动的速度都不会超过预先设定的速度，受试者的主观用力只能使肌肉张力增高，力矩输出增加，而不能产生加速度（运动开始和末了的瞬时加速度和减速度除外）。

等速运动时，肌纤维长度可缩短或拉长，引起明显的关节活动，是一种动力性收缩，类似肌肉等张收缩。但运动中，等速仪器所提供的是一种顺应性阻力，阻力大小随肌肉收缩张力的大小而变化，类似肌肉等长收缩。因此，等速肌肉收缩兼有等张收缩和等长收缩的某些特点或优点，是一种特殊的肌肉收缩形式（非生理性的关节运动）。

2. 等速肌力测试原理方法

将等速运动中肌肉收缩的过程通过等速仪器记录下来，经计算机处理，得到力矩曲线及多项反映肌肉功能的参数，作为评定肌肉运动功能的指标，这种测试方法称为等速肌力测试。

测试中，等速仪器所提供的阻力与肌肉收缩的实际力矩输出相匹配，为一种顺应性阻力。这种顺应性阻力使肌肉在整个关节活动中每一瞬间，或处于不同角度时，都能承受相应的最大阻力，产生最大张力和力矩输出，有利于肌肉发挥最大收缩能力。但在等速肌力测试中，所测得的关节运动力量，如肩关节的内旋/外旋肌力，往往是一组肌群的肌力，而不是某一块肌肉的肌力，要了解运动中某块肌肉的活动情况，则需要利用肌电图做半定量分析。

（二）等速肌力测试的特点

1. 与等长、等张肌力测试的比较

由于等长肌力测试仅反映关节处于某一角度时的肌力大小，而无法反映关节处于其他角度时的肌力大小，具有一定局限性；在等张运动中，关节运动至不同角度时肌肉的力矩值不同，等张测试时所用阻力不能大于其中最小的力矩值，不然运动即中断而无法完成，故等张测试实际上是测定这一最小力矩值，其结果必然偏低。由此可见，这两种肌力测试法都存在一定缺陷。而等速肌力测试在等速仪器提供的恒定速度和顺应性阻力条件下，除可测试关节运动中最大力矩值外，还可测试关节运动中任何一点的肌肉输出的力矩值，从而弥补了上述两种肌力测试的不足；同时等速肌力测试还可获得肌肉做功能力、爆发力及耐力等数据，并且一次测试可同时测得主动肌和拮抗肌两组肌力，可了解拮抗肌群间的平衡情况。因此，等速肌力测试要优于传统的等长肌力和等张肌力测试方法。

2. 与徒手肌力检查的比较

目前临床医生在进行肌肉功能评价方面常采用徒手肌力检查的方法，是Lovett 6级肌力分级法，这种徒手肌力检查法比较简单方便，应用广泛。但这种检查方法的最大缺点是分级较粗，对肌肉功能不能精确定量，同时测试者带有一定的主观性。等速肌力测试的最大优点是能精确测定肌肉功能并能进行量化，在肌力接近正常或两侧肌力相差较小时，选择等速肌力测试有较明显的优势。但肌力在3级或3级以下者无法进行等速肌力测试，还需采用徒手肌力检查的方法。

（三）等速肌力测试在临床中的使用范围

（1）对肌肉功能进行评定。等速仪器可对运动系统，主要是四肢大关节、腰背部等伤病进行准确的肌肉功能评定，并能提供多个评价肌肉功能的客观指标。

（2）对各种运动系统伤病后的肌肉功能进行针对性的康复。等速训练仪器的主要优点在于它能提供顺应性阻力，使肌力训练有效、安全，并且训练方式多样化，有针对性，从而提高训练效果。

（3）对康复治疗进行客观疗效评定。等速仪器可提供较准确的肌肉功能评价指标，因此可对不同康复治疗、矫形手术治疗的疗效进行客观评价。

（4）对运动系统伤病进行辅助判断。等速仪器可提供清晰的力矩曲线，一些运动系统伤病可表现出各自的异常曲线。通过分析这些异常力矩曲线可获得关节肌肉功能改变的客观信息，作为某些运动系统伤病的辅助诊断。但这种力矩曲线变化缺乏特异性，只能作为参考。

（5）科研工作通过对肌肉在不同收缩状态下，如等速向心、等速离心及等长收缩功能进行研究，阐明肌肉收缩的特异性和规律，以便指导临床更有效地评价和训练肌肉功能。

二、等速肌力测试的临床应用

（一）等速肌力测试的使用

1. 等速肌力测试使用的临床意义

（1）了解肌肉或神经肌肉功能损害程度。

（2）确立基础值，作为制定康复治疗方案的参考依据。

（3）作为康复治疗疗效的评价和判断指标。

2. 等速肌力测试使用的禁忌证

1）相对禁忌证

测试前应详细检查患者，如果患者有以下情况，如急性肌肉关节损伤、风湿性关节炎急性发作、渗出性滑膜炎、明显疼痛者等，应推迟测试时间，待病情好转后再测试。

2）绝对禁忌证

如有以下情况，如关节不稳、骨折愈合未坚、被测关节周围有严重骨质疏松、急性肿胀、严重疼痛、活动范围极度受限、严重渗出、急性扭伤、骨或关节的肿瘤、手术后1天内等应禁止进行等速肌力测试。有心血管疾病者应先进行内科治疗，待病情好转，再考虑等速肌力测试。

3. 等速肌力训练使用的时机

在损伤或手术后何时开始等速肌力测试，没有统一的标准，主要取决于损伤的类型、程度和愈合情况。一般而言，患者必须具有4级的肌力，即具有对抗阻力的肌力才能进行测试。开始测试时可考虑快速运动测试（180°/s*），以后逐渐减慢速度。当肌力只有3级或3级以下时，仅能在去除重力条件下进行测试，如在CPM程序下进行测试，但这方面仅有初步研究，还没有规范化的测试方法。

4. 等速肌力测试使用的步骤

等速肌力测试的可靠性，有赖于操作过程的准确和细心，尤其应加强以下各步骤的规范化操作，以减少误差。

1）测试前准备

测试前应指导受试者，使其了解等速肌力测试的基本方法和要领，以及如何快速起动并达到最大用力。测试前应让受试者做一些简单准备活动，以活动关节，牵伸肌肉。

2）测试的次序

对健康者应先测优势侧肢体，对患者应先测健侧肢体，再测患侧肢体，便

---

* 角速度的单位"°/s"非国际单位，原则上应转化为国际单位"rad/s"，也就是弧度每秒，"一弧度（1rad）的圆等于一个圆以半径的弧长所对应的角度"，但因临床上每位患者的半径即臂长或腿长不同，所以用"°/s"更方便理解，所以本书稿中所涉及的角速度单位均用"°/s"。

于患者熟悉测试的整个过程，体验测试时的感觉，消除对测试的顾虑。

3）体位和关节轴心

由于等速肌力测试主要测试肌肉的力矩输出，因此测试时固定关节活动的旋转轴心尤为重要。应尽量使关节活动轴心与仪器动力臂旋转轴心相一致，即处于同一条直线上，以使仪器显示的力矩与肌肉力矩输出密切符合。对关节活动位移较小的关节，如膝关节、肘关节等比较容易操作；而对于多轴向活动关节，如肩关节、踝关节等，由于有多个运动轴心，活动时关节位移较大，安置体位时更应注意关节活动轴心与仪器轴心相一致，以免力矩传导发生偏差。测试体位的选择应考虑关节损伤后的愈合情况，避免因测试而影响损伤部位的愈合。例如，肩关节半脱位或脱位复位后，早期进行肩关节内旋/外旋肌力测试时，应使肩关节固定在外展位，这种体位可避免肩关节重新脱位。

4）固定

测试时，良好的固定将确保被测肌群充分独立运动，减少协同肌的影响，同时避免替代运动。固定时，除被测关节的近端需要较好固定外，腰部和胸部也需很好固定。如进行膝关节测试时大腿部和胸腰部需较好固定，手臂应交叉放于胸前，或紧握座椅两侧的把手；测试上肢时，双下肢应处于半曲状态，胸腰部同样应较好地固定。固定时还应保证各种固定带紧而舒适。

5）动力臂的长度

由于等速肌力测试是测试肌肉的力矩输出，从理论上说测试仪动力臂的长短不影响测试结果。但有研究表明，动力臂的长短也影响肌肉的力矩输出，例如膝关节肌力测试时，当动力臂长度增加25%，力矩值明显增大；当动力臂缩短，则力矩值减小。因此，为了比较两侧肌力的差异或康复训练前后的肌力变化，应保证测试时的动力臂长度一致。

6）肢体称重

测试在垂直面上运动的肌力时，由于部分运动是在重力位或抗重力位上完成的，因此，应考虑重力的影响。如测试坐位膝关节屈/伸肌力时，伸膝力量应包括克服重力，即克服小腿重量；而屈膝力量则借助了重力，即增加了小腿自由下落力量。这些重力因素将影响测试结果，尤其是评价拮抗肌群的比率时影响更大。因此，应在测试前进行肢体称重，在计算结果时相应地补加肢体的重量或减去肢体的重量，以保证测试结果的可靠性。大部分等速仪器都设置有肢体称重程序，可按照程序进行操作。肢体称重时应尽量使受试者放松肢体，一些肢体痉挛或肌张力增高的患者完全放松肢体有一定困难，应重复称重几次。

7）测试方案

等速肌力测试方案，包括肌力测试方式、测试速度和测试次数等，在选择时应考虑损伤的类型、程度和愈合情况而决定。

（1）肌力测试的方式。根据测试中肌肉收缩长度的变化将肌力测试分为以下三种方式。

a. 等速向心肌力测试。测试时，等速仪器提供一种顺应性阻力，阻力的大小与实际肌力大小相匹配，肌肉收缩使肌纤维长度缩短，肌肉起止点向中心点靠近，是一种向心收缩。等速向心肌力测试是临床上最常用的一种肌力测试方式，选择时常采用主动肌（拮抗肌）的向心收缩（向心收缩方式），这样一次测试可同时测试两组肌群。

b. 等速离心肌力测试。测试时，等速仪器杠杆自动摆动，其力矩大于肌肉收缩产生的力矩，而使肌肉在收缩中被仪器的杠杆拉长，肌肉的起止点远离中心点，称为离心收缩。可选择向心收缩/离心收缩与离心收缩/离心收缩两种测试方式。前者主要是测试一组肌群的向心收缩和离心收缩肌力，后者主要测试主动肌/拮抗肌两组肌群的离心收缩肌力。

c. 等长肌力测试。在等速仪器上设定运动速度为0°/s，可以进行等长肌力测试。利用等速仪器可连续测试一组肌群在关节活动范围内多个角度的最大等长肌力，从而可弥补单个角度等长肌力测试的不足，这种测试方法称为多角度等长肌力测试。

（2）测试速度。为了反映肌群的运动功能，可选择几种不同运动速度进行测试。通常将≤60°/s称为慢速测试，主要用于肌力的测试；≥180°/s为快速测试，主要用于肌肉耐力的测试；在60～180°/s之间的为中速测试，同样用于肌力测试。如果将运动速度设为0°/s，即为等长肌力测试。

为了避免测试中肌肉疲劳，通常先测肌肉的力量，后测肌肉的耐力。在选择测试速度时，可根据受试对象不同，选择不同测试速度，例如运动员测试速度可快，而患者的测试速度相对要慢。等速离心收缩的测试速度要比等速向心收缩的测试速度慢，这是因为离心收缩速度过快易损伤肌肉韧带组织。

（3）测试次数。测试肌力时可选择慢速或中速测试，重复5次，主要用于判断最大肌力和分析力矩曲线的形态。测试肌肉耐力时，可选择快速测试，重复20~25次，主要观察肌肉耐力指数和肌肉疲劳曲线。

（4）间歇时间。可在测试前预先设置每次测试和每组测试后的休息时间。测试中每种测试速度之间通常间歇60 s，以使肌肉有短暂休息。耐力测试后需要间歇90 s以上。两侧肢体的测试间应间歇3~5 min。为避免过度疲劳，不应在同一天进行两组上肢或下肢的测试，如膝关节和踝关节不应在同一天测试。如果必须同一天测试，两组肌群测试之间应有1 h的间歇时间。

（5）测试频率。测试频率应根据伤病的愈合情况及训练的效果决定。一般在康复训练中，为了评价康复治疗的疗效，宜每个月测试1次。

（6）预测试。在正式测试前，应先让患者进行几次预测试，以使患者熟悉测试方法和要领。有研究表明，正式测试前进行3次亚极量用力运动作为预测试可增加测试结果的准确性。

（二）等速肌力测试的结果分析

可通过测试中获得的各项参数及力矩曲线的形态进行分析，再结合临床检查做出一个综合评价，作为康复训练的参考依据。

1. 等速肌力测试的指标及意义

1）峰力矩

峰力矩（peak torque，PT）指肌肉收缩产生的最大力矩输出，即力矩曲线上最高点处的力矩值，代表了肌肉收缩产生的最大肌力。峰力矩的单位为牛顿·米（N·m）。

在等速肌力测试中，PT值具有较高的准确性和可重复性，被视为等速肌力测试的黄金指标和参照值。在等速向心肌力测试中，PT值随测试速度的增加而降低，这种关系可用曲线表示，称为力矩—速度曲线。在等速离心肌力测试中，PT值一般与运动速度无关，或随运动速度增加，PT值略增加。

目前认为力矩—速度曲线是由于不同肌纤维在肌肉收缩过程中产生的募集能力不同所致。肌肉慢速向心收缩时，Ⅰ型肌纤维和Ⅱ型肌纤维都能被募集，产生最大限度的收缩。随着运动速度增加，被募集的肌纤维减少，肌肉力矩输出下降。

2）峰力矩体重比

峰力矩体重比（peak torque to body weight ratio，PT/BW）指单位体重的峰力矩值，代表肌肉收缩的相对肌力，可用于不同体重的个体或人群之间的肌力比较。

3）峰力矩角度

峰力矩角度（angle of peak torque，AOPT）指力矩曲线中，峰力矩所对应的角度，代表肌肉收缩的最佳用力角度。

4）指定角度的峰力矩值

指定角度的峰力矩值（peak torque at additional angles）。测试后，等速仪器可自动计算出关节活动中任意角度所对应的力矩值，一般可事先指定两个角度，目的在于比较两侧指定角度的力矩值。

5）总做功和单次最大做功

总做功（set total work，STW）和单次最大做功（total work，TW）：做功为力矩乘以距离，即力矩曲线下的总面积。STW表示肌肉重复收缩做功量之和；TW表示肌肉重复收缩中最大一次做功量。总做功和单次最大做功的单位为焦耳（J）。

正常状态下肌肉收缩做功量与峰力矩值具有较好的一致性，即峰力矩值越大，做功量也越大。但肌肉做功量还与关节活动范围有关。因此，为了比较两侧肌肉做功量的大小，应保证关节活动范围相同。

6）平均功率

平均功率（average power，AP）指单位时间内肌肉的做功量，反映了肌肉做功的效率。平均功率的单位为瓦（w）。等速肌力测试中，AP值与测试速度有关，即在一定范围内测试速度越快，AP值越大。说明测试中测试速度越快，肌肉做功的效率越高。

7）力矩加速能

力矩加速能（torque acceleration energy，TAE）指肌肉收缩最初1/8 s做功量，即前1/8 s力矩曲线下的面积。力矩加速能的单位为焦耳（J）。TAE反映了肌肉最初收缩产生力矩的速率和做功能力，可代表肌肉收缩的爆发能力。

8）耐力比

耐力比（endurance radio，ER）指肌肉重复收缩时的耐疲劳能力。不同的测试仪器计算方法不同，一种计算方法是做一组重复最大肌肉收缩后，计算后半组肌肉做功量与前半组肌肉做功量之比；另一种是做一组20~25次最大重复运动后，计算最后5次肌肉做功量与最前5次肌肉做功量之比。耐力比的单位常用百分比（%）表示。

9）主动肌与拮抗肌峰力矩比

主动肌与拮抗肌峰力矩比（peak torque ratio）指等速肌力测试中，主动肌与拮抗肌两组肌群峰力矩的比值。这个比值可在不同运动速度下计算，但以慢速较为准确。它反映了关节活动中拮抗肌群之间的肌力平衡情况，对判断关节稳定性有一定意义。

不同关节的拮抗肌群峰力矩比值不相同。目前研究较多的是膝关节的屈肌与伸肌峰力矩比值，简称H/Q比值。正常人慢速运动（60°/s）时，H/Q比值为60%~70%，随运动速度增快，H/Q比值略增大。

10）平均关节活动范围

平均关节活动范围（range of motion，ROM）在等速肌力测试报告中常记录关节活动范围，目的是判断是否存在关节活动障碍的情况，同时帮助判断两侧肌群做功量差异的原因。

2. 测试结果的判断

对于等速肌力测试的各项测试指标，可从以下几方面进行结果判断。

1）患者两侧肌力的自身比较

患者两侧肌力的自身比较是临床上最常用的评价方法，这种评价方法是建立在两侧肢体肌肉功能基本对称的基础上。除了从事上肢运动的运动员，如网球运动员、羽毛球运动员等，应考虑上肢优势侧的影响以外，对于其他人群而言，两侧肌力的差异是较小的。目前测试结果的判断方法为，两侧肢体测试指标相差在10%以内为正常；相差>20%为异常；10%~20%为可疑异常。在各种测试指标中PT较为准确，TW、AP和TAE中等，而ER可信度较低，判断时应注意。

2）峰力矩体重比

如果患者两侧肌力均有改变，可计算峰力矩体重比，用相对峰力矩值与正常人群基础值进行比较后判断。

3）与正常数据进行比较

这需要建立一系列不同年龄组、不同性别、不同种族的正常值数据库。由于不同等速仪器其数值也有差异，所以，要建立统一的正常值数据库是相当困难的。

3. 等速肌力测试信度和效度的研究

等速肌力测试作为一种新的肌肉功能量化评价方法，在临床应用中还应进行信度和效度的研究，以确定测试数据的可靠性、稳定性和准确性。等速肌力重复测试的可信度较高，具有较好的可重复性。其中PT值的可信度最高，TW值和AP值的可信度中等，而肌肉耐力的可信度最低。

4. 等速肌力测试力矩曲线形态的分析

等速肌力测试除能提供一些评价肌肉功能指标外，还能提供肌肉收缩过程中力矩变化的曲线，可作为判断肌肉功能的另一个指标。在分析力矩曲线时，常选择慢速测试（60°/s）时获得的力矩曲线。因为此时力矩值较大，曲线上升、下降较为缓慢和清晰，便于分析和判断。

在分析力矩曲线时应注意的是，力矩曲线的异常通常是非特异性的，仅反映了肌肉和关节在运动中有异常改变，仅作为肌肉关节病变的一种辅助诊断，并不能确切反映引起这种异常改变的原因。因此，对于力矩曲线的判断还应根据患者的症状和体征，以及其他一些检查，如X线、CT或MRI等检查进行综合评价。下面介绍几种膝关节和肩关节病理改变的力矩曲线特征。

1）膝关节病理改变

（1）膝关节肌肉萎缩力矩曲线特征。各种原因引起的膝关节屈肌和伸肌萎缩，使肌力减弱。力矩曲线可表现以下特征：在整个关节活动中，力矩值减小，曲线普遍低平，但曲线光滑。在正常膝关节力矩曲线的力矩速率（time rate of torque development，TRTD），通常在象限的上1/3，而肌肉萎缩的TRTD在象限的中或下1/3。

（2）前交叉韧带损伤的力矩曲线特征。主要表现在伸肌力矩曲线上。当伸膝时，力矩曲线中部出现一段平台样的异常曲线。其发生机制是由于前交叉韧带损伤，使膝关节在伸膝时前部和两侧不稳定，而出现力矩曲线中间区域的平台样改变。屈肌力矩曲线可以正常。

（3）半月板损伤力矩曲线特征。伸肌力矩曲线初始可以正常，但在曲线中部可有双峰或明显"W"形异常波峰，并且患侧PT值较健侧降低。出现上述异常曲线，被认为是损伤的半月板在伸膝时受到挤压或扭转的结果。

（4）膝关节骨关节炎力矩曲线特征。伸肌力矩曲线初始正常，当达到某一角度时，曲线突然明显下降，通过该角度后力矩曲线又上升，形成一双峰样改变。膝关节屈肌力矩曲线可以正常。其发生机制主要是疼痛性抑制。由于关节表面病理性改变，当伸膝达到该病变部位时，较大的压力传递到受神经支配的软骨下骨，引起疼痛，而导致肌力下降，通过该病变部位后，肌力又上升。

2）肩关节病理改变

（1）肩关节撞击综合征力矩曲线特征。进行肩关节外展/内收肌力测试可见，力矩曲线的中部有一明显的下降曲线。其发生机制是由于肩关节活动到一定部位引起疼痛，而使力矩曲线明显下降，通过这个部位后力矩曲线重新上升。

（2）肩周炎力矩曲线特征。肩关节屈/伸肌的力矩曲线普遍较低，产生的力矩曲线极不稳定，且关节活动明显受限。其发生机制主要是疼痛抑制，特别是关节活动末端，由于疼痛使患者力矩输出减少，关节活动范围缩小。有些患者因肩关节疼痛而无法进行等速肌力测试。

（三）等速肌力测试的注意事项

（1）掌握好适应证和禁忌证。有高血压病或心脏病的患者应先进行内科治疗，病情控制后再进行测试。在测试中应避免闭气用力，以免发生意外。

（2）应避免受试者在疲劳状态下或饱餐后进行测试。测试时间不同对测试结果也有一定影响。重复测试应尽量安排在一天中相同时间内进行。

（3）测试的规范化。提高等速肌力测试的可靠性、稳定性和准确性，最重要的是测试过程中的规范化操作。因此应制定严格的操作规程，加强对操作人员的培训。

（4）等速仪器的标定。等速肌力测试中，仪器所测的力矩值与实际力矩值之间有一定误差，这些误差部分来自仪器的系统误差。因此，在测试前应先进行仪器的标定，以提高测试的准确性。目前多数等速肌力测试仪器都配有系统标定程序，一般每个月需标定仪器1次。

（5）受试者的主观用力。等速肌力测试与受试者的主观用力程度有很大关系，除了测试前指导患者外，在实际测试中还应以言语鼓励患者尽量用最大力量收缩，同时应保证重复测试中语言引导的标准化。

三、等速肌力训练

（一）常用肌肉抗阻训练方法的比较

肌力训练是康复治疗中一项很重要的项目，临床上常用的肌肉抗阻训练方法有等长、等张和等速肌力训练3种。3种肌力训练方法的优缺点如下。

1. 等长肌力训练

等长肌力训练是一种静力性肌力训练方法。其特点表现见下。

1）优点

（1）不伴关节活动，适用于关节活动过程中有明显疼痛的患者，或者患者关节活动度明显受限或肢体固定。

（2）具有防止肌肉萎缩、消除肿胀、刺激肌肉肌腱本体感受器的作用。

（3）不需要特殊仪器，容易操作，方便在床上或家中运动。

2）缺点

（1）缺乏关节活动，对改善肌肉的神经控制作用较小。

（2）主要增强在训练角度下及其周围约20°的静态肌力，即仅有20°的生理溢流作用（physiological overflow）。

2. 等张肌力训练

等张肌力训练是一种动力性肌力训练方法。其特点表现见下。

1）优点

（1）增强全关节活动范围内的肌力。

（2）改善肌肉运动的神经控制。

（3）改善局部血液、淋巴循环。

（4）改善关节软骨营养。

（5）有向心及离心训练模式。

（6）可允许多个关节同时运动。

2）缺点

（1）在活动范围内阻力矩与最大肌力矩不尽一致，影响练习效果。

（2）训练开始时受惯性力量的影响。

（3）在训练时，较强的肌群可能替代较弱肌群进行收缩。

（4）对有关节挛缩、关节内伤病、运动时疼痛者不适宜。

（5）不易进行不同运动速度的训练。

3. 等速肌力训练

等速肌力训练也是一种动力性肌力训练方法，但兼有等长和等张肌力训练的优点。其特点表现见下。

1）优点

（1）等速肌力训练时，等速仪器能提供一种顺应性阻力，使肌肉在整个活动范围内始终承受最大阻力，产生最大肌力，从而提高训练效率。

（2）具有较好的安全性，由于等速肌力训练中，患者所遇到的阻力为一种顺应性阻力，当肌力较弱时，等速仪器提供的阻力相应减少，安全性较好。

（3）一次训练可同时训练主动肌和拮抗肌。

（4）可提供不同的速度训练，适应日常功能和竞技运动的需要。

（5）可进行等速向心及等速离心收缩练习，对于3级以下肌力，可先在CPM设置下进行助力运动或离心运动，有利于肌肉的早期训练。

（6）可提供反馈信息，进行最大肌力收缩及次大肌力收缩练习。

（7）可做全幅度及短弧度练习。

2）缺点

（1）训练花费时间较多。

（2）需要受过培训的操作人员。

（3）仪器费用较高，不易普及。

（二）等速肌力训练的一般原则

（1）临床上当不禁忌患侧肢体活动时，康复训练即可开始。

（2）肌力较弱时，可先在CPM帮助下做助力训练。

（3）当肢体能够对抗重力，可开始进行等速肌力训练。

（4）在等速训练中，开始时速度可快（180°/s），以后速度逐渐减慢。开始训练时常须控制关节活动范围，训练应在无痛情况下进行，如果出现不良反应，如有疼痛或关节和肢体肿胀及感觉异常等，应立即中止训练，进行对症处理。训练时还应避免过量训练。

（三）等速肌力训练的方法

1. 等速向心肌力训练

1）训练方式

由于等速仪器能提供不同的运动速度，因此可根据伤病后不同阶段，选择一系列不同运动速度进行肌力训练，这种训练方法被称为运动速度谱训练。运动训练谱包括：慢速（1~60°/s）、中速（60~180°/s）、快速（180~300°/s）及功能性运动速度（300~1000°/s）。运动速度谱训练包括以下两种常用方法。

（1）肌力训练，常用于运动系统伤病康复治疗的早期及中期，以训练肌力为主。等速肌力训练时，常选用的训练速度为：60°/s、90°/s、120°/s、150°/s、180°/s、180°/s、150°/s、120°/s、90°/s及60°/s共10种运动速度。每种运动速度之间相隔30°/s，每种运动速度收缩10次，10种运动速度共收缩100次，为1个训练单位。根据肌肉功能适应情况，逐渐增加收缩次数到2个或3个训练单位。

（2）功能适应性训练，主要用于运动系统伤病康复治疗的后期。这个时期应进行快速、次大收缩强度及多次重复收缩的训练，训练速度接近日常活动或竞技运动时的收缩速度（300°/s左右）。这对恢复患者日常活动能力，以及运动员重返运动场有重要作用。

2）训练中用力程度

由于肌肉组织的特异性，在等速肌力训练中用力程度不同可作用于不同的肌纤维。关节病变或运动创伤后的肌萎缩以慢肌纤维的萎缩为主。因此，肌力训练中应有选择性地训练慢肌纤维。在临床等速肌力训练中，也可根据屏幕即时反馈采用次大强度用力的训练方法,这对有选择地训练慢肌纤维有意义。

3) 训练间歇

每完成一种运动速度练习后,需间歇60~90 s。完成一个训练单位练习后,需间歇3 min左右,使肌肉疲劳恢复后,再进行下一个训练单位的练习。根据患者的情况每周训练3~4次比较适宜。

2. 等速离心肌力训练

等速离心肌力训练是指在等速训练中,等速仪器动力臂自动摆动所施加给肢体的力大于肌肉收缩力,使在收缩中的肌肉被动地延伸,肌肉两端远离中心的一种训练方式。肌肉离心收缩产生的肌力大于向心收缩及等长收缩的肌力,肌肉收缩产生最大张力的顺序为:离心收缩大于等长收缩大于向心收缩,这种肌肉收缩具有力量大、耗能小的特点。由于肌肉离心收缩在维持关节的稳定性及日常生活能力方面有重要意义,因此,等速离心肌力训练也有重要意义。但在等速仪器上进行的离心训练方式与人体正常肌肉收缩方式有一定的差异,是一种非生理性收缩方式,因此,在训练中还应结合其他训练方法。

1) 训练方式

在等速离心肌力训练中,等速仪器可提供向心收缩/离心收缩及离心收缩/离心收缩两种训练方式。在前一种训练方式中,主要训练一组肌群,即如顺时针方向是肌群的向心收缩,则逆时针方向则为同一肌群的离心收缩,形成一组肌群的向心收缩—离心收缩连续的收缩方式。后一种训练方式可同时训练主动肌和拮抗肌两组肌群的离心收缩肌力,提高两组肌群的肌力。在临床中可根据患者具体情况加以选择。

2) 训练速度

在等速离心收缩训练中,开始时,可选择30~60°/s运动速度,每次训练次数不超过30次,作为适应性训练,以后逐渐增加运动速度和训练次数。常用的训练速度为:30°/s、60°/s、90°/s、120°/s、120°/s、90°/s、60°/s和30°/s,共8种训练速度。每种运动速度可重复收缩10~15次,收缩100次为1个训练单位。根据循序渐进的原则,逐渐增加到2~3个训练单位。在等速离心收缩中,运动速度的生理溢流作用要大于等速向心收缩,约为60°/s。因此,训练中运动速度之间相隔可略大一些。

3）训练间歇

每次离心训练的间歇时间一般要长于等速向心肌力训练。这是因为等速离心肌力训练常使肌肉被动伸长，肌张力较大，会出现迟发性肌肉酸痛，疼痛常在训练后2～3天出现。临床上这种肌肉疼痛常不需处理，3～5天可自行缓解；疼痛明显者可在训练后采用局部冰敷的方法，对缓解疼痛有一定作用。因此，在等速离心肌力训练时，应适当延长间歇时间，每周训练2次较妥。

3. 短弧等速肌力训练运动系统

1）训练方式

伤病常导致关节及周围软组织的损伤，当关节活动到一定角度时可引起损伤部位的疼痛，在力矩曲线上表现为"疼痛弧"。如在"疼痛弧"内进行运动，有时会加重损伤，甚至引起新的损伤，对康复不利。这种情况下可在等速仪器上选用短弧等速肌力训练的方法，即限定运动活动范围，选择"疼痛弧"的两侧进行等速肌力训练，可避免疼痛发生。

2）训练速度

训练中应选择合适的训练速度，如果训练速度过快，关节活动不易在小幅度内迅速增速并跟上训练速度，常感受不到阻力而影响训练效果。比较理想的是先选择慢速及中速（如60～150°/s）进行训练。随着患者局部症状的改善，关节活动范围可逐渐扩大，训练速度也可逐渐增加。

3）训练间隙

短弧等速肌力训练需间歇30～60 s，完成一个训练单位练习后，需间歇3 min左右，再进行下一个训练单位的练习，根据患者的情况每周训练3～4次比较适宜。

4. 多角度等长肌力训练

1）训练方式

单纯等长肌力训练的一个明显缺陷是角度特异性。为了避免这一缺陷，可采用多角度等长肌力训练的方法，利用等速仪器进行比较方便。等长肌力训练具有生理溢流作用，溢流的范围为设定角度的±10°。因此，可在关节活动范围内，每间隔20°进行一组适当的等长肌力训练，使整个关节活动范围内肌群都能得到训练。多角度等长训练的另一个优点是对一些有关节疼痛的患者进行肌力训练时可避开"疼痛弧"。选择"疼痛弧"的两侧进行多角度等长训练,通过等长训练的生理溢流作用,有助于"疼痛弧"处的肌力恢复。

2)训练速度

多角度等长训练可采用"10"的原则,即每间隔20°~30°选择一个角度,每个角度用力收缩10 s,休息10 s,重复用力收缩10次,训练5~10个角度(依据不同关节),收缩50~100次为1个训练单位。用力收缩时,开始2 s迅速达到所需力矩值,然后保持力矩值6 s,最后2 s逐渐放松。

3)训练间隙

多角度等长肌力训练也会出现迟发性肌肉酸痛,疼痛常在训练后1~2天出现。临床上这种肌肉疼痛常不需处理,2~3天可自行缓解。因此,应适当延长间歇时间,每周训练3~5次较为适合。

四、等速肌力测试及训练技术的临床应用

(一)膝关节等速肌力测试和训练技术

对膝关节各种损伤或关节病变,都可进行等速肌力测试和肌肉功能训练,下面以膝关节骨关节炎为例介绍膝关节等速肌力测试和训练方法。

1. 膝关节骨关节炎等速肌力测试和训练

膝关节骨关节炎在急性期,常表现为膝关节明显疼痛,此时应以控制症状为主,待症状好转再考虑等速肌力测试。

1)膝关节骨关节炎等速肌力测试

(1)测试方法。测试前进行5 min热身活动,包括下肢主动运动,以及膝关节的伸展运动。先测试健侧,后测试患侧,测试时患者取坐位,髋部与躯干成角110°。关节轴心设定为股骨外髁与动力臂轴心相对。用尼龙带固定腰部、胸部和大腿部。动力臂用尼龙带固定在小腿外踝上3 cm处。

(2)测试速度和训练次数。选择测试速度60°/s和120°/s,主要测试膝关节屈肌/伸肌最大肌力和做功量,各重复收缩5次;选择180°/s主要测试肌肉耐力和

功率，重复收缩25次。每种测试速度间隔60 s。两侧肢体测试间隔5 min。每次正式测试以前，先进行3次预测试。

（3）评价指标。评价指标包括峰力矩、峰力矩/体重、总做功、力矩加速能、平均功率、耐力比、屈肌和伸肌的峰力矩比率，同时观察两侧力矩曲线的变化。

2）肌肉功能训练方法

根据病变的不同阶段，选择合适的训练方法。

（1）第一阶段（急性期）。该阶段主要表现为膝关节的明显疼痛，此时的治疗目的是控制症状，包括患侧膝关节的充分休息，必要时使用绷带固定；选用理疗或消炎药物对症治疗。当疼痛逐渐减轻，可开始肌肉功能训练。首先可在等速仪器上的CPM训练方式下进行膝关节持续被动运动，选择的训练速度为10°/s和30°/s，每次训练30 min，以后逐渐增加到60 min。这种训练方式对缓解关节疼痛、消除关节肿胀有作用。

（2）第二阶段（恢复期）。此时患者症状基本得到控制，应加强膝关节肌肉功能训练。应注意在无痛范围内进行肌力训练，可利用动力仪上的机械阻挡装置限制关节活动范围。

a. 如等速肌力测试中力矩曲线上有"疼痛弧"存在，可选择"短弧等速肌力训练"的方法进行训练，这种训练方法可避开"疼痛弧"。开始时选择训练速度60°/s到180°/s，间隔30°/s，共训练5组，每组重复8～10次，组与组之间休息30 s。也可采用"多角度等长肌力训练"的方法，每隔20°～30°选择一个角度进行训练（参见等速肌力训练方法）。训练时如有疼痛，也可试用黏胶带使髌骨向内侧移位，这种方法有可能减轻训练中的疼痛。

b. 经过训练和治疗，患者疼痛减轻，可考虑增加关节活动范围，或选择全弧等速向心肌力训练的方法，运动速度逐渐减慢，从60°/s到180°/s，180°/s到60°/s，间隔30°/s，共训练10组，每组重复10次。一般膝关节从0°到屈曲15°时主要训练股四头肌的中间肌群；从屈曲30°到屈曲90°时主要训练股四头肌的内侧和外侧两侧肌群。因此，膝关节全弧训练对全面增强股四头肌功能有重要作用。

c. 等速离心肌力训练。在等速向心肌力训练的基础上，可选择等速离心肌力训练。选择的训练速度为30～120°/s，间隔30°/s，每组重复5～8次，间歇

40～60 s。在临床应用中可在CPM训练方式下进行等速离心肌力训练。目前已有报道，对膝关节骨关节炎患者在CPM下进行4周等速离心肌力训练，获得较好的疗效。在CPM训练中，开始选择的训练速度为120°/s、90°/s、60°/s，每种速度训练10～20 min，每次训练30～40 min，以后减慢训练速度到20°/s、40°/s、60°/s。患者可通过荧屏显示控制用力程度，采用次大强度的收缩进行训练，对缓解患者疼痛，增强肌力，改善下肢功能有明显作用。同时可减少因等速离心肌力训练而引起的延迟性肌肉酸痛的发生率。

d. 注意进行下肢其他形式的功能训练。如平衡性、协调性和本体感受性练习，包括游泳、骑车、慢跑，以及膝关节负重训练等，以维持肌肉功能，防止骨关节炎复发。

膝关节其他病变或损伤，如韧带损伤、半月板损伤、髌骨软骨病、髌骨关节疼痛、滑囊炎、髌腱炎等都可参照膝关节骨关节炎的等速肌力测试和训练方法进行相应的肌肉功能测试和训练，以矫正关节源性及废用性肌萎缩，保持关节稳定性，促进膝关节功能恢复。

2. 膝关节肌肉萎缩的等速肌力测试和训练

膝关节肌肉萎缩指因手术、外伤，或长时间制动等原因使膝关节局部肌肉萎缩，肌力减弱，而导致下肢功能障碍。临床上一旦明确肌力减退的原因，就应进行肌肉功能的评价和相应的肌肉功能训练。

1）等速肌力测试

参照膝关节骨关节炎的等速肌力测试方法。

2）等速肌力训练方法

开始时如肌力较弱，无法进行抗阻训练，可在CPM训练方式下进行膝关节持续被动运动，在CPM训练方式下同样可进行向心或离心肌力训练，选择的训练速度为10°/s～30°/s，每次训练30 min，逐渐增加到60 min。

当肌力逐渐增强，可选择运动速度谱的练习方式进行训练。早期选用较快的训练速度，从120°/s到240°/s，间隔30°/s，共训练5组，每组重复8～10次，组与组之间休息30 s。中期以慢速及中速进行肌力训练，训练速度从60°/s到180°/s再到60°/s，间隔30°/s，共10种运动速度，每组重复10次，100次为1个训练单位。后期进行快速、次大收缩及多次重复收缩的训练,训练速度从180°/s到300°/s,间隔30°/s,每组重复20～30次,以适应日常活动的需要。

等速肌力训练一般每周训练3～5次,开始时每次20～30 min,以后可根据肌肉功能改善情况逐渐增加运动强度和运动时间。

肌肉训练的同时,还应结合下肢其他形式的功能练习,如跑、跳、打球等活动,以利于下肢肌力的增强和功能的改善。

3. 肩关节等速肌力测试和训练

肩关节等速肌力测试和训练技术适用于肩关节多种病理情况和关节损伤,如肩周炎,肩关节撞击综合征,肩关节外伤后、骨折后或手术后等。下面以肩周炎为例,介绍等速技术在肩关节康复训练中的应用。

1) 肩周炎等速肌力测试

根据患者病情,可进行肩关节外展/内收、屈/伸、肩外展位或水平位的内旋/外旋3个运动平面的等速肌力测试,尽量选择患者疼痛较少的运动平面进行测试。急性期疼痛较明显,关节活动明显受限时,应推迟肌力测试。

(1) 测试方法。测试前先进行5 min的准备活动,以肩关节前屈、后伸、外展、内收等活动为主。先测健肢,后测患肢。患者仰卧于上肢测试台上。关节轴心设定参照等速测试手册,设定肩关节外展/内收、屈/伸、肩外展位或水平位的内旋/外旋不同运动平面的关节轴心,尽量使肩关节活动轴心与动力仪的轴心相一致。用尼龙带固定上胸部,肩外展位内旋/外旋测试时需固定上臂。用动力仪上的机械阻挡装置设定关节活动范围于疼痛较轻范围内。

(2) 测试速度和次数。设置测试速度为60°/s、120°/s和180°/s。在60°/s和120°/s做5次最大收缩,在180°/s做20次最大收缩,每种速度之间有60 s的间歇。两侧肢体测试间隔5 min。正式测试之前,先进行3次预测试。

(3) 评价指标。评价指标包括峰力矩、峰力矩/体重、总做功、峰力矩加速能、平均功率、耐力比、主动肌与拮抗肌峰力矩比率,同时观察两侧力矩曲线的变化。

2) 肩周炎功能训练方法

康复治疗的目的,一是缓解关节疼痛;二是增加关节活动范围,促进肩关节功能恢复。根据不同阶段选择相应的康复治疗方法。

（1）第一阶段（急性期）。在这一阶段，患者疼痛比较明显，任何肩部活动都能诱发疼痛，同时关节活动度明显下降。这一阶段的治疗目标是控制疼痛，尽量保持肩关节活动范围。肩部应充分休息，避免过多活动，用消炎药物和理疗，如短波透热疗法和干扰电流疗法等缓解疼痛。

（2）第二阶段（缓解期）。此期关节活动度明显受限，但疼痛开始减轻。治疗的目标是逐步增加肩关节活动范围，恢复肩关节功能。继续应用消炎药物和理疗的方法，减轻肩关节的疼痛。开始在CPM训练方式下进行肩关节持续被动运动，选择的运动速度为10°/s，每次30 min。利用动力仪上的机械阻挡装置限制关节活动于疼痛较轻范围。先从肩关节屈/伸或外展位内旋/外旋训练开始，逐渐增加关节活动范围。以后进行肩关节外展/内收的CPM训练。当疼痛得到较好控制时，开始肩关节的主动练习和日常活动练习，如穿衣服、脱衣服、梳头、搓背等，同时配合其他康复训练方法。开始有步骤地进行等速肌力训练，选择训练速度为60°/s到180°/s，间隔30°/s，每组重复8~10次，组与组之间休息30 s，以后可逐步增加训练次数。先选择疼痛较轻的运动平面进行训练，以后扩大到其他运动平面。如果开始无法进行主动肌力训练，可在CPM下进行被动肌力训练，以后再过渡到主动肌力训练。

（3）第三阶段（恢复期）。此期疼痛减轻，关节活动度逐渐增加。这一阶段主要康复训练的目标是进一步改善关节活动范围，恢复肩关节的日常活动能力。①继续在CPM训练方式下进行肩关节不同运动平面的持续被动运动，增加关节活动范围，选择训练速度为30~60°/s，间隔20°/s，训练时间从30 min增加到60 min。可在CPM训练方式下同时进行等速向心和等速离心肌力训练。②等速肌力训练，进行肩外展位内旋/外旋练习，训练速度为60°/s至180°/s，间隔30°/s，每组重复训练10次。以后增加进行肩关节屈/伸、外展/内收肌力训练，每次练习20~30 min。③增加肩关节日常活动能力的练习，有条件可进行体育锻炼，如打篮球、羽毛球、乒乓球等，进一步促进肩关节功能恢复。

4. 踝关节等速肌力测试和训练

对各种踝关节扭伤、骨折后或手术后等都可进行等速肌力测试，根据测试结果和患者功能情况，选择合适的训练方法。下面以踝关节扭伤为例，介绍等速技术在踝关节康复训练中的应用。

1) 踝关节等速肌力测试

踝关节包括距下关节，是两轴向活动关节，可进行背屈/跖屈和内翻/外翻两个运动平面的肌力测试。

（1）测试方法。测试前进行5 min的准备活动，主要是下肢和踝关节的伸展活动。踝关节背屈/跖屈测试时，采用俯卧位，膝关节伸直，测试足固定于踝关节测试平台内。

关节轴心的设定：踝关节的外踝与动力仪的轴心一致。测试踝关节内翻/外翻时，取卧位，上身固定在上肢测试平台上，动力仪向后倾斜55°，测试足固定于踝关节测试平台内，踝关节的内翻/外翻活动轴心与动力仪的轴心一致。用尼龙带固定大腿和躯干部。

（2）测试速度和次数。测试速度为60°/s、120°/s、180°/s。60°/s、120°/s重复5次，180°/s重复20次，每种速度之间间歇60 s。

（3）评价指标。评价指标包括峰力矩、峰力矩/体重、平均功率、力矩加速能、总做功、耐力比、主动肌与拮抗肌峰力矩比率，同时观察两侧力矩曲线的变化。

2) 踝关节等速肌力训练方法

根据踝关节扭伤后的不同时期，选择合适的康复训练方法。

（1）急性期。此时患者主要表现为踝关节疼痛，治疗目的是控制症状，包括患侧踝关节的固定，充分休息，选用消炎药物和理疗治疗。疼痛较轻后，可在等速仪器上选用CPM训练方式进行踝关节持续被动运动。选择的训练速度为10°/s～20°/s，训练时间从30 min增加到60 min。CPM训练对减轻关节疼痛，增加关节活动范围有作用。

（2）恢复期。此时患者症状基本得到控制，应加强踝关节肌肉功能训练。开始时选择训练速度120°/s到240°/s，间隔30°/s，每组重复8～10次，共训练5组，组与组之间间歇30 s，以后逐渐减慢运动速度，从60°/s到180°/s，间隔30°/s，每组重复10次，训练10组，每周训练3～5次。

在等速向心肌力训练的基础上，进行等速离心肌力训练。选择的训练速度为30°/s、60°/s、90°/s、120°/s、120°/s、90°/s、60°/s、30°/s，每种速度重复5~8次，每种速度间歇20~30 s。每次训练20~30 min，每周训练2~3次。

增加下肢日常活动能力的训练，包括上下楼梯、骑车、慢跑及下肢负重训练等，以维持踝关节肌肉功能，防止踝关节扭伤复发。

5. 躯干等速肌力测试和训练

对部分下腰痛患者可进行躯干肌等速肌力测试，了解腰背肌和腹肌的肌肉功能情况，制定相应的康复训练方案。

1）躯干肌等速肌力测试

（1）测试方法。先进行5 min的准备活动，着重于躯干肌和腹肌的伸展运动。测试时患者站立在躯干测试平台上。关节活动轴心为动力仪的中心轴线对准患者躯干的第5腰椎与第1骶椎之间的椎间部。用上下两个护垫分别固定大腿部和小腿部，用尼龙带固定腰部，使躯干下部固定在一个略微屈膝的位置上，同时固定好双侧肩胛带。这种固定方式可以减少上肢肌群和下肢肌群对躯干肌测试结果的影响。活动范围以垂直位为解剖0位，从解剖0位后伸15°到前屈60°内为活动范围。

（2）测试速度和次数。测试速度为60°/s、90°/s和120°/s。其中60°/s和90°/s重复屈、伸活动5次，120°/s重复20次。每种测试速度之间间歇60 s。

（3）评价指标。评价指标包括峰力矩、峰力矩/体重、平均功率、力矩加速能、总做功、耐力比、主动肌与拮抗肌峰力矩比率。

2）下腰痛肌力康复训练方案

（1）第一阶段（急性期）。此期患者腰痛比较明显，应以缓解疼痛为主。

a. 注意卧床休息，选用口服或外用药物进行治疗，配合理疗等以减轻局部疼痛。必要时选用腰围固定。

b. 进行静力性腰背部练习，如抬臀、半桥练习或全桥练习。

（2）第二阶段（缓解期）。此期患者的疼痛开始减轻，躯干活动范围逐渐增大，但表现肌力减弱。康复的目的在于进一步控制症状，增强躯干部的肌力。

a. 在躯干无痛活动范围内进行等速肌力训练，选择训练速度为120°/s、

90°/s、60°/s，每种速度重复10次，间歇30 s。以后逐渐扩大活动范围，增加训练次数。

b. 逐渐降低训练速度，选择训练速度60°/s、30°/s，每种速度重复10次，10次为1组，共做5组，组间间歇30 s，以后逐渐增加到10组。

c. 增加躯干肌柔韧性练习，如转体、弯腰等。

（3）第三阶段（恢复期）。此期患者症状好转，能够胜任一般日常活动。康复训练的目的是进一步增强患者躯干肌肌力，加强下腰椎稳定性，防止下腰痛复发。

a. 可选择运动速度谱进行躯干肌力量和耐力训练，训练速度为60°/s、90°/s、120°/s、150°/s、150°/s、120°/s、90°/s、60°/s，共8种，每种速度重复10次，间歇30 s。连续训练2～3组，组间间歇60 s。训练的次数应以患者能承受为宜，每次训练时间25～30 min，每周训练3～5次。

b. 加强躯干肌柔韧性练习。

c. 进行躯干肌其他形式的康复训练，如练习举重物、上楼梯、球类运动等。指导患者在日常活动中注意躯干部的自我保健。

第三节 步态分析

一、概论

理想的步态评价和训练方式应是步态分析系统，但其价格昂贵、操作烦琐，对场地、技术人员要求比较高，其使用有一定的局限性。因此，临床更多的是使用目测步态分析法和步行速度作为主要评价指标。

异常步态常常影响步行的速度和稳定性，且容易导致疲劳和疼痛等，应及时予以矫正。先找出患者躯干、骨盆、髋关节、膝关节和踝关节这5个关键部位在步行各时相中的问题点。分析各问题点之间的相互关系，找出哪一个部位的问题是主要问题，并分析出该部位的运动形式及运动方向存在何种问题，找出能够明显改善步态的关键点。针对该问题，根据神经发育原理和人体解剖生理学知识，运用适当的治疗技术，设计有针对性训练动作进行治疗。髋、膝、踝的协调性训练应包括下肢本体感觉训练及平衡能力训练。

相对固定的异常步态，是患者在较长的时间中形成的习惯性模式，在治疗开始时就要强调打破异常模式，建立新的正常模式。具体操作时，可在进行步态训练中，在地板上标记行走的步幅及宽度，也可以设置不同高度的障碍物，让患者行走时跨过。

二、正常人群的步态特征分析

步行是一种生物运动，所以应该利用动力学现象表现出来。运动分析方法是基于经典牛顿运动三大定律形成的。因为牛顿定律表示了力与运动之间的因果关系，所以认识运动学数据和运动力学数据是必要的。一般运动生物力学包括静力学和动力学分析，静力学包括可用力的大小、方向等反映的力的平衡；动力学则包括运动学和运动力学，运动学可用位移、速度、加速度、即时的关节角度来表示，运动力学则包含力、力矩、功率等指标。在步态分析中，下肢损伤后最敏感的变化在于关节力矩的变化。进行数据处理时采用多链节刚体模型，利用运动学数据和地板反力等力学数据可计算出下肢关节力矩。关节受力力矩一般包括外力矩和内力矩，外力矩主要是由重力和地板反作用力作用于关节产生，内力矩主要是关节周围肌肉和其他结构作用于关节产生。关节力矩的大小同关节受力大小、关节轴的确定、关节角度、关节角速度和患者自身的生物学变化有关。

（一）步态周期

行走是一项可重复性很强的运动。步行的过程是取得平衡的过程，在每一个姿势中，不外乎是互相拮抗的肌肉彼此之间的平衡。在日常生活中，中枢神经下达命令给肌肉，使之完成一些预期的或非预期的动作。在立位平衡时，重心线必然要通过支撑面。步行是一种动态的平衡，在采取一种向前倒下的姿势时，重心常常离开支撑面。在每一步当中，向前迈出的足都在恢复后方那只足失去的平衡，后方足支撑着体重。一般来说，根据重心在矢状面上的移动特点，行走过程被认为是由许多重复出现的步态周期构成，而一个步态周期大致又分为支撑期和摆动期。

步态周期是描述下肢步行变化特点的主要参数。下面主要介绍几个概念和步态周期的几种划分方法，以便了解实验结果中的具体指标和内容。

1. 步态周期相关概念

步态周期是行走时一侧足跟着地到该足跟再次着地所用的时间。习惯上把足跟着地作为步态周期的开始。成年人一般为62个步态周期/min，步频为（1.13±10.7）步/min。

2. 步态周期的划分方法

步态周期的合理划分有助于对步态特征进行正确的分析，为对步态进行详细的分析，通常把每一步态周期细分为不同的步相或期。这些时期和时相有不同的划分方法。

1）传统划分方法

传统划分方法将1个步态周期划分为2个双支撑期、1个单支撑期和1个摆动期共4期。

对一侧肢体而言，在1个步态周期中要经历踏地负重的"支撑期"和离地摆腿的"摆动期"。其中支撑期占整个步态周期的60%～65%，摆动期只占35%～40%。单侧下肢站立时称"单支撑期"，双侧下肢同时站立时称为"双支撑期"。每个步态周期中会出现2次双支撑期，每次占10%～15%。行走时，双支撑期起于单足跟着地时，终于对侧足尖离地，占步态周期的12%～15%。之后进入单支撑期，终点为对侧肢体结束摆动时，约占38%。进入站立中期后，随着重心的转移，对侧肢体逐步负重，单侧肢体所负重量逐步释放，足部后蹬为摆动期做准备。摆动期时间（对侧单支撑期）与单支撑期大致相等，分为早支撑期和晚支撑期两部分，早支撑期为肢体在躯干前方位置的时间，晚支撑期为肢体在躯干后方位置的时间。

2）RLA步态周期划分方法

美国加利福尼亚州Rancho Los Amigos步态分析研究室提出了RLA划分方法，即在1个步态周期中找出8个典型动作姿势位点，进而将一个完整步态周期划分为7个时段，分别为预承重期、支撑中期、支撑末期、摆动前期、摆动初期、摆动中期、摆动末期。为使不同个体在群体中具有一定的可比性，一般用步态周期的百分比对各运动细节的时间历程进行归一化处理。

在实验结果中，为明确不同时间段步态运动学和运动力学的变化特征，采用RLA步态周期划分方法。在RLA步态周期划分方法中，支撑期阶段包括预承重期、支撑中期、支撑末期和摆动前期4个时期。

（1）预承重期：由一侧开始着地，到对侧下肢离开地面，相当于双支撑期。

（2）支撑中期：由对侧离地，到身体重心正好在支持面上。

（3）支撑末期：随支撑中期之后，到对侧下肢开始着地或支撑腿足跟离地。

（4）摆动前期：包括从支撑腿足跟离地到足尖离地阶段。

（二）时间-距离指数特点

在步态分析应用中常见的时间-距离指标有步长、步幅、步速、步频等。

步长是一侧肢体足跟（足尖）到另一侧足跟（足尖）的距离，步幅是一侧足跟着地到再次着地时的距离，是连续2个步长的总和。人体按自主步速行走时，下肢所能达到的前向后向的距离取决于受试者的身高，即步长或步幅主要取决于身高。但步长还取决于髋膝关节开始承重时角度和对侧膝关节在支撑末期的瞬时角度，这是因为髋关节的旋转可以决定下肢在空中的位置，膝关节在矢状面上的旋转（即屈伸运动）可以调节长度一定的肢体前后向所能到达的位置。对称步态时，步长是步幅的50%；步态不对称时，左右步长有所不同。国外文献报道西方正常成年人步长为（0.75±0.05）m。步长和步幅会随着下肢长度的增加而增加，也会随年龄的增加而有所变化，70岁以上的老年人步长相对减少12%~18%。

正常西方成年人的平均步速为（1.5±0.03）m/s，正常人群一般70岁以后有所改变，步速会以12%~16%/10年的幅度下降，步速最多会减慢20%/10年。

性别与年龄会对某些时间-距离指标的改变有所影响。个人的步幅一般与身高有关，因此步幅也相对稳定。当规定行走速度时，一般会调整步频来适应步速的改变。但男女为提高速度所采取的改变步态的方式有所不同，女子一般会通过提高步频来提高步速，而男子一般会提高步幅来提高步速。对于正常的老年人来说，步速的下降是由于步幅缩短而引起，而步频极少发生改变。

总之，步幅、步频和步速作为时间-距离指标受肌肉力矩、肢体受力和关节运动综合因素的影响，是人体运动能力评价的重要指标。在这些指标中，步速是最能反映行走能力的指标。在人体进行自主自由行走时，行走是最有效、最节能的行为方式。

（三）关节活动角度特点

运动学数据的基本特征有3点：变化大小、变化形式和变化的周期性。本部分内容主要研究下肢关节角度的变化情况。在评价时，目的就是让步态病态程度定量化，步态缺陷原因明确化。

所谓步态病态程度定量化，是根据某些和临床标准相关的指标进行评价。因此，像体温和脉搏一样，提取的特征量，表示综合状态，而且各特征量又能够具有独立的尺度，像这种评价，可以注意角度变化的大小、整体变化模型的类似性，或者是运动的对称性和重复性等周期特征。

关节的运动方式对关节的内外力矩均有影响，因此关节力矩会因为个体行走方式的不同而存在个体差异。但对于个体而言，由于中枢神经能够对肌肉进行控制，使得各关节都能保持一种连续和相对稳定的运动方式。在人体行走时，各关节会受到关节韧带和关节囊的限制，因此关节活动度范围不会达到关节被动活动的范围。

三维运动学分析描述3个空间方向上的关节运动：矢状面、水平面和冠状面。一般情况下，以对关节矢状面活动度的研究多见。人体主要是靠髋、膝、踝关节角度的不断变化，使左右腿持续交替摆动而实现行走的。在三维步态分析系统中，计算机可通过摄取贴记于人体的标志点轨迹来计算出下肢各关节的角度变化情况。

理想状态下，在步态周期中膝关节屈伸角度基本上呈圆滑曲线变化。有学者对中国正常青年人的测量结果是：在一个步态周期中，髋关节屈曲高峰值平均为27.6°±4.2°，此峰位于步态周期的84.6%~92.3%。膝关节在整个步态活动中活动范围在背伸7.0°±5.7°与屈曲70.2°±6.0°，并认为这有利于膝关节吸收震荡。踝关节活动度范围在15.7°±6.5°。

在支撑期中，膝关节会出现2次屈曲峰值。第1次是预承重期屈膝15°，第2次是在摆动中期，屈膝最大可达到60°~65°。慢跑时支撑期最大角度能够达到44.3°±5.2°，上楼梯达到66.7°±5.8°，下楼梯达到63.9°。支撑中期最大伸膝角度约5°。步行时膝关节活动度平均在61°以内，上、下楼梯活动范围在96°以内。

在明确关节障碍原因过程中，重视每一个关节的运动和代偿性的运动，进行局部而具体的评价是很有必要的。因此要对步态周期中的特定时间和角度变化的峰值进行分析和比较。为更能反映肢体障碍造成的功能变化情况，需要选择能代表疾病状态的特征值进行分析。

（四）步态周期中下肢关节受力分析

人类行走时神经系统调整有关肌群协同收缩或舒张，带动双腿交替迈步，在地球引力环境中，借助地板反作用力，推动人体不断前进。行走中肌肉如何协同动作，各关节的活动情况及地板反作用力的变化过程等，都是临床医生和步态分析研究人员应该解决的问题。

双足的运动是通过下肢中的髋、膝、踝和足底等关节三维方向的旋转力矩产生。这些力矩通过2种作用力产生，分别为肌肉的相互作用和关节所受的重力。下肢39块以上的肌肉通过较短的力臂在行走中对抗重力，并使关节产生旋转力矩。

在步态周期中的特定时间内，有不同的功能肌群进行活动并产生相应的力矩。在支撑期，肌肉作用产生的力矩协同韧带和关节囊，共同拮抗重力和身体运动产生的外力矩。在摆动期，关节周围的肌肉还会产生旋转力矩以克服肢体重量和惯性。

无论是重力和地板反作用力产生的外力矩还是关节周围肌肉产生的内力矩都能用关节旋转的轴和方向来表达。矢状面、冠状面和水平面都有相应的指标对作用于关节的力矩进行表达。对于膝关节而言，可以分为内在和外在的膝关节屈、伸力矩，内翻、外翻力矩和内旋、外旋力矩。

下面将下肢主要关节周围肌肉在步态周期中的收缩情况以及产生的内力矩做详细的描述。

1. 关节周围肌肉在步态周期中的收缩情况

1）摆动末期足跟着地时

地面反作用力方向对于人体向上向后，会对踝关节产生跖屈外力矩，对髋关节产生屈曲外力矩。为维持平衡，肌肉便会产生拮抗踝跖屈和髋屈曲的内在力矩。此时踝关节背伸肌群和髋关节伸肌群（臀大肌和腘绳肌）进行离心收缩，以吸收作用于关节的功。

2）足跟着地时

地板反作用力矢量方向靠近于膝关节中心，膝关节外来力矩的大小主要取决于小腿接近地面的角度和膝关节的屈伸角度。大部分正常人群外来起始力矩在伸膝过程中出现，并伴有股四头肌和腘绳肌的收缩用以保证膝关节的稳定。

足跟着地前，膝关节伸直过程中，腘绳肌和伸膝肌群开始收缩，使肌肉力量足以承重和稳定膝关节。之后，下肢肌肉对施加于关节上的重力进行调节收缩，并伴有膝关节的伸屈角度的适应性变化，此时膝关节屈曲，屈膝外力矩出现，同时膝关节周围肌群通过增加股四头肌的牵拉力、增强肌肉活动和力量对抗屈膝。膝关节屈膝着地，股四头肌通过收缩作用可将地板反作用力对膝关节的震荡进行能量吸收，有学者称之为"震荡吸收机制"（shock-absorbing）。

足跟着地后，股四头肌伸膝内力矩会随膝关节的屈曲逐渐增加，直到下肢完全承重和对侧足尖离地时，这时膝关节屈曲停止，准备伸直。膝关节由于处在屈曲状态下，因此膝关节仍处于不稳定的状态中，若要保持相对稳定，则要最大限度地动员屈膝肌群和伸膝肌群进行收缩。

3）单支撑期

在此期间，下肢在矢状面上以踝关节为中心旋转前向移动时，踝关节背屈外来力矩逐渐增加。小腿腓肠肌根据这种背屈的外来力矩控制踝关节背屈的角度，这时腓肠肌离心收缩并受到牵拉。小腿腓肠肌通过这种作用将作用于踝上能量吸收。对于髋关节而言，单支撑期身体到达中立位时刻，外来力矩由外来屈髋内力矩转化为伸髋内力矩，该力矩使支撑后期逐渐伸髋。对于膝关节，屈膝外力矩逐渐降低，膝关节角度也由屈膝逐渐转变为伸膝，并在此时替代为伸膝外力矩。此时矢状面腓肠肌、后侧韧带和关节囊进行收缩或机械限制用以拮抗伸膝外力矩。膝关节在支撑后期屈膝蹬地时，伸膝外力矩又转化成支撑期第二阶段的屈膝外力矩。

4）支撑末期（摆动前期）

随着重心转移和足跟离地，踝关节后群肌肉向心性收缩使踝关节被动跖屈并做功。在支撑末期这种功的产生仅仅表现为抬腿。但这种功主要是在摆动期使髋关节向心收缩而抬高下肢，在摆动早期踝关节还会通过背伸来加强下肢的摆动。

在行走过程中，关节屈曲角度和关节的外力共同影响着关节外力矩，为保持平衡，关节周围肌群又会产生与之拮抗的关节内力矩，外力矩和内力矩彼此对应，共同对关节产生作用。如屈膝着地过程中，重力和地板反作用力会对关节产生屈膝外力矩，而此时为保持平衡和保证行走，关节周围肌肉收缩产生伸膝内力矩拮抗外力矩。

在正常速度行走时，膝关节所承受的轴向负荷是体重的3~7倍。受力峰值出现于单支撑期的初期，伴有股四头肌的最大收缩。还有2次受力峰值分别在足跟着地期和对侧足着地前期，分别对应腘绳肌和腓肠肌的收缩。关节受力会随行走速度的增加而增加，复杂的关节活动也会使关节受力增大。如髌骨关节面在日常生活中所承受的负荷是体重的2~3倍，跑步等剧烈运动时髌骨关节面承受负荷约为体重的11倍。

2. 关节力矩与关节受力的影响因素

关节力矩与关节受力的影响因素较多，不仅同个体因素，如身高、体重、解剖力线有关，也同机体的活动方式，如行走、跑、跳等有关。因此对关节力矩和关节受力进行分析时，尽量消除这些因素对组间比较产生的影响。

1）关节力矩同身高和体重均有关

身材高大、体重较重的人，关节所受的重力和力对关节的力臂也就越长，关节所受力矩也就越大。为消除身高与体重等因素对力矩的影响，常常将关节力矩进行体重身高的标准化，可以用力矩/体重乘以身高对力矩进行标准化。在2组身高无差别的情况下，有时也用力矩/体重为单位对力矩进行标准化。

2）步速会影响关节力矩

除了身高、体重，步速也会影响关节力矩。步速提高，关节动量（即质量与速度的乘积）随之增加，根据上述在步态周期中关节及其周围肌群受力情况，为适应在不同的动量对躯干的重心进行转换，地板对关节的反作用力、关节周围肌肉活动也会出现相应的改变，从而使关节所受的力矩也有所改变。在直立行走过程中，支撑期体重重心位于下肢内侧。

一般来说，冠状面上支撑期多出现髋内翻、膝内翻和踝外翻外力矩，这些力矩在预承重期通过机体调整下肢关节角度而产生，而在支撑期这些力矩是通过个体下肢解剖力线对躯干重心的调整而产生。膝关节冠状面上，内翻力矩出现2次峰值，第1次是在肢体承重期，第2次是在支撑末期，即体重重力作用关节瞬间增加或减少的时刻。内翻力矩的增加使膝关节冠状面上内外受力不均。膝内侧承受重力占70%，膝关节外侧韧带和肌肉受到牵拉。在预承重期，膝内翻力矩的大小同内翻角度的大小有关，内翻角度加大，内翻力矩会相应增加，内翻角度减小，内翻力矩也会相应减小。

三、步态分析在膝关节骨性关节炎的临床应用

步行速度、步频、单肢站立时间和地面垂直反作用力都与膝关节疼痛程度有关。对于疼痛的影响，减少关节负荷比改变关节活动度更有必要。改变与膝关节轴线相关的体重将会改变膝关节外力矩。为了适应减少的外力矩就要减少肌肉内部的力矩，以保持平衡和关节稳定性，从而减少关节上的压力和张力。

通过减少摆动末期摆动腿的前伸和（或）增加躯干的前倾，在随后的负重相可以减少负重和单肢站立时期的关节近端矢状面外力矩。改变几乎存在于整个站立相的膝关节近端冠状面的内收和外展力矩的主要机制就是在内外方向移动躯干，这种适应可能比矢状面的改变更显著，因为这些力矩更大并且与负荷曲线图的偏心距产生更有关。为了减少所有平面的力矩，受试者可能会减少节奏，这样就能在特定的时期降低膝关节力矩并减少其加速或减速的次数。

疼痛使特定关节产生外力矩减少的特征性步态。矢状面被动力矩的限制或

者冠状面的内外翻力矩的不足也可以使力矩和关节负荷减少。当关节丧失伸展能力时，步态就会出现屈曲挛缩。而这种活动度的丧失也会造成患者步长的减小。为减少疼痛，过度的步态适应会导致肌肉的失用性萎缩。关节疼痛、炎症、渗出可抑制运动单位，这种抑制又进一步加重肌肉力量和速度的丧失并增加疲劳。这些因素的结合导致关节制动，进一步加剧功能的缺失。由于功能下降和疼痛，患者大腿前后肌群的力量、耐力和收缩速度也下降了。因此，股四头肌无力和疲劳是膝关节骨性关节炎患者的常见早期并发症。

第四节 平衡功能的训练及评测

一、平衡功能的训练

保持平衡功能一方面依靠外感受器、本体感受器和特殊感觉器官（如眼及前庭蜗器）的整合；另一方面依靠运动系统和固有姿势反射的整合。

静态平衡主要依靠肌肉相互协调的等长收缩，用于维持身体的平衡。在静态平衡训练中，先从比较稳定的体位开始，然后转至较不稳定体位。

动态平衡主要是通过调整肌张力、改变姿势或体位以保持平衡。动态平衡练习中，可以在各种体位下施加外力，支撑面由大到小、重心由低到高，逐步提高维持动态平衡能力。在动态平衡练习时应注意强调安全保护。

（一）训练原则

1. 体位由稳定到不稳定

训练时从稳定的体位到不稳定的体位，支撑面积由大到小，从使用辅助器具到不使用辅助器具，如最开始进行坐位训练，逐步过渡至站位训练，站位训练时两足之间的距离逐渐减小直至并足，然后由双足站立变为单足站立，再过渡至足尖站立，逐渐增加平衡训练的难度。

2. 支撑面由稳定到不稳定

支撑面越大，越坚硬，越平整，则越稳定，也就越容易保持平衡。因此训练时应由硬而平整的支撑面逐步过渡到软而不平整的支撑面，而且支撑面由大逐步减小。

3. 从静态平衡到动态平衡

先恢复患者静态平衡的能力，即能独自保持坐位或独自站立。当患者具有良好的静态平衡能力之后，再进行动态平衡训练。在动态平衡的训练过程中，先训练他动态平衡，当患者对他动态平衡有了较好的反应后，再训练自动态平衡。

4. 从睁眼到闭眼

视觉对平衡功能有补偿作用，因此开始训练时可在睁眼状态下进行；当平衡功能改善后，可增加训练难度，使训练在闭眼状态下进行。

（二）具体训练方法

1. 坐位平衡训练

（1）患者端坐位，在治疗师的保护下完成重心转移、躯干左右倾斜及旋转运动。

（2）患者坐在高台上，治疗师双手握住患者的小腿向两侧摆动，破坏患者的坐位稳定性，诱发患者的头部、躯干向正中线调整和一侧上、下肢外展的反应。

（3）当患者能独立保持坐位时，让其取坐位，双手胸前抱肘，治疗师在其身体两侧施加外力，破坏患者的坐位稳定性，诱发患者的头部及躯干向正中线的调整反应。

2. 立位平衡训练

坐位平衡改善后，即可进行立位平衡训练。

1）静态平衡训练

患者不能独立站立时，可先进行辅助站立训练。由治疗师扶助患者，或者患者扶支撑物（肋木、助行架、拐杖等）。静态平衡稍改善后，逐渐减小辅助程度，如由治疗师扶助逐渐改为患者扶助行架、四脚拐或单拐。当平衡功能进一步改善，不需要辅助站立后，开始进行独立站立平衡训练。能单独双足站立后可行单足站立训练,即双手两侧平举,身体直立,目视前方,一足站立,另一足抬起。双足轮换练习,并逐渐延长站立时间。要求站立时尽量不要晃动。此外,能单独双足站立后还可行双足尖站立,并逐渐延长站立时间;能双足尖站立后,改为单足尖站立训练。

2)动态平衡训练

患者保持站立位,可面对镜子,治疗师站于患者旁边,在保证安全的前提下,从前方、后方、侧方等不同的方向推或拉患者,使其失去平衡,以诱发其平衡反应。训练过程中逐渐增加推动的力度和幅度,以增大训练的难度。开始训练时,患者可以双足分开较大距离站立,以增大支撑面,有利于保持平衡;随着患者平衡功能的改善,可以逐渐缩小双足距离直至并足站立,以减小支撑面,并最终直至单足站立。

3)自动态平衡训练

患者取坐位或站立,可面对镜子,治疗师站于患者旁边,患者足部保持不动,重心分别向前方、后方、侧方移动并努力保持平衡,活动范围由小逐渐增大。此外,患者还可以进行伸手触碰身旁物体、伸手拿物、抛球或接球训练等。

4)在平衡板上的训练

(1)开始训练时患者站立在支撑点比较宽的平衡板上,目视前方,站立时间逐渐延长,支撑点的宽度则逐渐减少。

(2)患者与治疗师均站立于平衡板上,治疗师双手保持患者的站立姿势并指导其进行重心的转移,待患者适应后,治疗师开始用双足缓慢地摇动平衡板以破坏患者的平衡。为确保安全,平衡板可置于平衡杠内。

5)采用平衡测试及训练仪器进行训练

患者双足置于仪器的测力平台上,通过有意识地转移重心,跟踪屏幕上移动的光标来提高对重心的控制能力,提高自动态平衡能力。

(三)注意事项

(1)平衡功能训练前要先对患者进行平衡功能及一般情况的评定,如果患者有严重的心律失常、心功能不全或严重感染,则暂不宜进行训练。

(2)训练时,要注意患者的安全,要有良好的保护措施,以免跌倒。

（3）平衡功能训练要与其他康复治疗相结合，如相应的肌力训练等，以提高疗效。

（4）要定期进行平衡功能评定，以评价训练的效果，及时调整训练方案。

二、平衡功能的评测

（一）评测目的

任何平衡功能障碍的患者都有必要进行平衡功能的评测。评测平衡功能的主要目的有以下几个方面。

1. 评价是否存在平衡功能障碍

通过平衡功能的测量，可评价患者是否存在平衡功能障碍，分析导致平衡功能障碍的原因及是否需要进行康复治疗，并及早制订康复训练计划。经过平衡功能康复训练，脑卒中患者的平衡功能和运动功能都会有明显改善，康复治疗越早进行疗效越好，病情稳定24 h后即可开始康复治疗，因此，早期评价患者是否存在平衡功能障碍显得尤为重要。

2. 预测平衡功能障碍患者的预后，确定是否需要进行药物或康复治疗

对于有平衡功能障碍的脑卒中患者而言，恢复步行功能是康复治疗的基本目标，而平衡能力的恢复对于步行功能的恢复至关重要。通过评定脑卒中患者的平衡功能，可预测患者出院时的功能结局，坐姿平衡是患者运动功能恢复的一个重要预后指标。有研究发现，脑卒中患者入院时以Berg平衡量表（Berg Balance Scale, BBS）评定的平衡功能评分与出院时功能结局相关性强，它可作为出院时功能结局的一个重要预测因子。因此，在患者入院康复早期就开始BBS评定，有助于恰当地制订康复治疗计划。

3. 评价康复治疗措施的有效性

平衡功能障碍患者的康复治疗过程中，平衡功能的恢复是建立正确的运动模式，重获运动功能及独立生活能力的基础。因此在脑卒中患者的康复治疗中，恢复平衡功能是主要的康复目的之一。通过康复训练前后的平衡功能对比，可评价康复治疗措施是否有效。研究发现，活动平板训练对恢复恢复期脑卒中患者的

平衡功能有积极作用；使用电脑平衡仪的生物反馈训练有助于改善偏瘫患者在行走时的姿势控制能力，有利于患者平衡功能的恢复。

4. 预测可能发生跌倒的危险性

随着年龄的增加，特别是60岁以上的老年人，平衡功能都有不同程度的减退，同时，跌倒的危险性也随年龄增加而增加。伴有平衡功能损害的脑卒中患者，跌倒的危险性更是大大增加，通过对患者平衡功能的评估能准确预测跌倒的危险性，指导康复训练计划的制订和实施。

5. 帮助进一步研制平衡功能障碍评定与训练的新设备

为更加科学地符合人体功能的新设备的研究提供基础数据。

（二）平衡功能评测的适应证

凡有平衡功能障碍的患者都有必要进行平衡功能的评测。引起平衡功能障碍的疾病主要有中枢神经系统损害疾病，如脑卒中、脑外伤、多发性硬化症、小脑疾病等；骨科疾病或损伤，如骨折或骨关节疾病、关节置换等；耳鼻喉科疾病，如各种眩晕症；另外，平衡功能减退的老年人，也需进行平衡功能的评定。

（三）平衡功能评测的传统观察法

传统的观察法简单易懂，易于操作，但过于粗略和主观，且缺乏量化、灵敏性低，因而对平衡功能的反应性差。但由于其应用简便，可以对具有平衡功能障碍的患者进行粗略的筛选，因此目前在临床上仍有一定的应用价值。在临床上较为常用的有Romberg法和强化Romberg法等。

1. Romberg法

早在1851年，Romberg就制定了一套检测平衡功能的方法，又叫闭目直立检查法（Romberg Test），即受检者两足并拢直立、闭目，两臂前举，以观察受检者睁眼及闭目时躯干有无倾倒发生。

2. 强化Romberg法

1966年Gragbiel在临床上开始使用强化Romberg检查法。该方法是受检者两足一前一后、足尖接足跟直立，其目的是观察受检者睁、闭眼时身体的摇摆情况。

3. 评定在活动状态下能否保持平衡的方法

如坐或站立时移动身体、在不同条件下行走，包括足跟碰脚趾行走、足跟行走、足尖行走、走直线、侧方走、倒退走、走圆圈及绕过障碍物行走等方法。

（四）功能性活动的评定

功能性评定法即量表评定法，虽然属于主观评定，但不需要专门的设备，应用方便，且可以进行评分，因而临床应用日益普遍。目前国外临床上常用的平衡量表主要有Berg平衡量表（BBS）、Tinetti量表（Tinetti Balance and Gairt Analysis）和"起立—行走"计时测试（the Timed Up and Go Test）及功能性前伸（Functional Reach）、跌倒危险指数（Fall Risk Index）等。Berg平衡量表、Fugl-Meyer运动功能评定和"起立—行走"计时测试三个量表评定平衡功能具有较高的信度和较好的效度，因此在国外应用非常普遍。

1. Berg平衡量表

由加拿大的Katherine Berg于1989年首先报道，最初用来预测老年患者跌倒的危险性。该量表为综合性功能检查量表，它通过观察多种功能活动来评价患者重心主动转移的能力，对患者坐、站位下的动、静态平衡进行全面检查。Berg平衡量表是一个标准化的评定方法，已广泛应用于临床，也是国际上评定脑卒中患者平衡功能最常用和最通用的评定量表，并显示出较好的信度、效度和敏感性。BBS包括站起、坐下、独立站立、闭眼站立、上臂前伸、转身1周、双足交替踏台阶、单腿站立等14个项目，每个项目最低得分为0分，最高得分为4分，总分56分，测试一般可在20 min内完成。BBS按得分可分为0～20分、21～40分、41～56分三组，其代表的平衡能力则分别相应于坐轮椅、辅助步行和独立行走3种活动状态。BBS总分少于40分，预示有跌倒的危险性。

1）评定方法

Berg平衡量表包含14个动作项目，根据患者完成的质量，将每评定项目均分为0、1、2、3、4五个功能等级予以记分。4分表示能够正常完成所检查的动作，0分则表示不能完成或需要中等或大量帮助才能完成。总分最低分为0分，最高分为56分。检查工具包括秒表、尺子、椅子、小板凳和台阶。测试用椅子的高度要适当。

2）评分标准

平衡与步行能力关系密切。Berg量表评分结果为0～20分，提示平衡功能差，患者需乘坐轮椅；21~40分，提示有一定的平衡能力，患者可在辅助下步行；41~56分者说明平衡功能较好，患者可独立步行；<40分提示有跌倒的危险。

2. Fugl-Meyer运动功能评定

Fugl-Meyer评定量表之平衡量表（Fugl-Meyer motor assessment scale-balance subscale，FB）评定法等。FB是Fugl-Meyer评定量表的组成部分，其评定的项目少、评分简单且施测快速，主要适用于偏瘫患者的平衡功能评定。

3. "起立—行走"计时测试

"起立—行走"计时测试是由Mathias等于1986年首先报道。此测试方法是测试患者从座椅站起，向前3 m，折返回来的时间并观察患者在行走中的动态平衡。据Shumway报道，此量表用来预测跌倒的危险性，其敏感性和特异性均可达到0.87。

1）评定方法

"起立—行走"计时测试评定方法很简单，只需要一张有扶手的椅子和一个秒表（没有秒表时用普遍的带有秒针的手表也可以）。评定时患者着平常穿的鞋，坐在有扶手的靠背椅上（椅子座高约45 cm，扶手高约20 cm），若使用助行具，则将助行具握在手。在离座椅3 m远的地面上贴一条彩条或画一条可见的粗线或放一个明显的标记物。

当测试者发出"开始"的指令后，患者从靠背椅上站起。站稳后，按照平时走路的步态，向前走3 m，过粗线或标记物处后转身，然后走回到椅子前，再转身坐下，靠到椅背上。测试过程中不能给予任何躯体的帮助。测试者记录患者背部离开椅背到再次坐下（靠到椅背）所用的时间（以s为单位）以及在完成测试过程中跌倒的危险性。正式测试前，允许患者练习1~2次，以确保患者理解整个测试过程。

2）评分标准

除了记录所用的时间外，对测试过程中的步态及跌倒的危险性按以下标准打分：1分为正常，2分为非常轻微异常，3分为轻度异常，4分为中度异常，5分为重度异常。如果患者得分为3分或3分以上，则表示有跌倒的危险性。

第五节 康复工程

肢体的形态结构与功能遭受无可挽回的损害，也不能通过锻炼建立适当的代偿功能时，必须依赖康复工程手段提供功能替代设备，以减轻功能障碍程度，改善整体的活动能力，这类设备主要包括假肢、矫形器、助行器与轮椅等。近年来由于各种新技术和新材料的应用，发展非常迅速，对于各种肢体残疾的康复起着越来越重要的作用。

一、假肢

假肢（prothesis，artificial limb）分为上肢假肢与下肢假肢。

（一）上肢假肢

上肢假肢的基本结构有人工手、前臂筒、肘关节、上臂筒及与残肢连接的接受腔，并有用以悬吊及牵动假肢的肩背带和牵引索。有的假肢无自动活动功能，只为改善仪表或平衡重量用，称装饰手，大多用塑料制作，具有仿真外形，前臂和肘部可被动活动，常用于上臂残肢过短、肩离断等难以安装功能假肢时。大部分假肢目的是重建上肢的部分功能，称功能手，分为工具手、机械假手和动力假手等种类。

（二）下肢假肢

为了满足负重及行走的需求，下肢假肢除需模拟下肢的一定活动度外，要求有很好承重及稳定性能，并坚固耐用。与上肢假肢相比，下肢假肢发展更早，使用更普遍，但其设计仍在不断地进展。下肢假肢的基本结构包括假足和踝部、筒式或骨骼式小腿及接受腔，大腿假肢则尚有膝关节铰链与大腿筒，有时还需用固定带帮助悬挂固定。目前使用较多的骨骼式假肢除接受腔须个别制作外，其他部件多已标准化、系列化，便于装配使用及维修。

二、矫形器

矫形器（orthotics）又称辅助器、支具、支架、夹板等，它借助外部机械结构来对运动器官起辅助治疗及康复作用。矫形器使用历史悠久，20世纪60年代以来，由于生物力学的发展及新材料的应用，矫形器发展成一完整的体系，其作用更多样，广泛应用于脊柱及上下肢。对不少运动系统伤病的康复起着越来越大的作用。

（一）矫形器的主要作用

（1）相对或严格地制动，或者限制关节运动于一定的方向及一定的幅度之内，目的在保护病变部位以利病灶稳定及愈合，或保护病变组织防止继续受损，消除疼痛症状，并为实行早期活动创造条件。广泛应用于各种骨折，关节及软组织损伤愈合的早期及颈椎病，各种原因的下腰痛等病例。

（2）防止畸形的发展或矫正畸形。常利用"三点矫正"的力学原理，并提供压力感觉，通过反馈机制，促使躯体主动保持较好姿势以矫正脊柱畸形，并广泛用于足部畸形的矫治。

（3）支持瘫痪肌肉，稳定关节，以利于活动或改善步态。用于脊髓灰质炎后遗症及各种原因导致的上、下肢及脊柱肌肉瘫痪。

（4）分担重力负荷以减轻关节受力，保护关节，同时便利活动。用于下肢各关节的退行性病变。

（二）脊柱矫形器

脊柱矫形器可分为颈椎矫形器、固定式脊柱矫形器及矫正型脊柱矫形器。由于目的不同，在使用脊柱矫形器时，必须注意各型脊柱矫形器都有制动作用，持久使用必然引起肌肉萎缩、脊柱僵硬等不良作用，使病情更复杂化，故宜掌握其适应证，尽可能避免长期使用。同时要注意配合主动运动锻炼，在间断使用时配合适当的躯干肌肉练习及活动度练习，在连续使用时也要在矫形器内做等长肌肉练习。佩戴矫正型矫形器时要特别注意做主动的使躯体与侧向压力垫相分离的"离垫动作",有重要意义。

(三) 稳定型下肢矫形器

常用于肌肉弛缓性瘫痪病例,作用在于稳定关节,以利负重行走,有以下几种类型。

1. 踝足矫形器

踝足矫形器(ankle foot orthotic,AFO)为最常用的下肢矫形器,其作用有以下四点。

(1) 保持踝关节的侧向稳定,防止关节扭伤。

(2) 限制踝屈伸活动度以免在摆动相时前足下垂拖地。

(3) 由于限制了踝跖屈,在着地时可防止小腿上端前倾,因而协助膝伸直稳定,在股四头肌无力时有一定意义。

(4) 协助在站立相后期使足跟离地,以改善步态。

2. 膝踝足矫形器

膝踝足矫形器(knee-ankle-foot orthosis,KAFO)除了有AFO的一系列作用外,还能较好地稳定膝关节以利行走。对于脊髓灰质炎后遗股四头肌瘫痪的患者,可防治膝部因经常被动过伸而引起的膝反屈畸形。

3. 髋膝踝足矫形器

髋膝踝足矫形器(hip-knee-ankle-foot orthosis,HKAFO)为带骨盆带的KAFO,可以加强髋关节的稳定性。对下肢肌肉痉挛的截瘫患者可协助控制髋关节旋转及内收痉挛,有利于站立及利用三点步行走。但无明显肌痉挛的患者,加设骨盆带并无特殊帮助,只能增加穿脱麻烦,并可能缩小步幅,一般仅使用KAFO。

三、助行器

助行器(walking aid)为辅助行走的器械。其基本作用有:①分担体重以支持软弱的下肢和躯干肌肉,或减轻下肢关节应力负荷,保护伤痛关节;②扩大下肢支撑面积，帮助维持平衡；③保证步行练习安全性，防止跌倒。使用助行器是很多残疾者恢复步行功能的必要条件，也可对异常步态特别是各种肌无力步态起显著的矫正作用。

根据助行器承重和平衡作用的大小分为手杖、拐杖和步行器等种类，可根据患者功能情况选用。

（一）手杖

手杖（cane）用于较轻度的步行功能障碍。正确使用可承荷体重的25%，并对提高步行的稳定性及改善步态有帮助。其上端多呈弯弧形、T形或倾斜的T形，下端有缓冲及防滑的橡皮胶。其长度宜以自然垂臂站立，肘屈曲45°，腕背屈时掌心至地面的垂直距离为准，或以股骨大转子的高度为准。手杖通常用于健侧，可避免过大的重心侧向移动，必要时可两侧使用。

为了改善严重平衡功能损害患者的步行稳定性，可选用四脚手杖或三脚手杖，这种手杖常需两侧使用。

（二）拐杖

拐杖（crutch）有腋杖和臂杖之分。

1. 腋杖

腋杖使用较广，其顶端高度适宜达上臂外展时胸侧壁胸大肌下缘水平，下端放在足尖外侧15 cm处，也有主张以身高减去41 cm为准。腋杖把手高度同手杖上端，即与股骨大转子水平。腋杖可承担患侧下肢应承担的全部负荷。使用时宜使腋杖上端支于胸侧壁胸大肌下缘，不宜直至腋窝，以免腋部血管神经受压。伸肘肌力较弱时，可在肘上后方安装辅助固定装置。

2. 臂杖

将手杖上端向上并向后倾斜延伸。上端装有臂托，夹住前臂上端，可利用上臂协助承重，其功能介于手杖和腋杖之间，约可分担45%的下肢负荷。将腋杖下端截短，可供下肢截肢患者或截瘫患者在练习上臂支撑时使用。

（三）步行器

步行器（walking orthosis）可提供稳固的四点支撑，用于下肢和躯干肌力及平衡功能严重减弱的患者。因步行器不便在室外使用，通常只作为持拐步行前准备练习或过渡性练习使用。常用的步行器有四轮式、二轮式、移动式及步车式等。

四、轮椅

轮椅（wheelchair）是无法用下肢支撑行走者的代步工具，不少患者白天大部分时间在轮椅上度过，也供下肢骨折、关节炎或手术后一时不能行走者暂时使用。一般由上肢驱动，其基本结构是在座椅下安装四个轮子。现在设计的轮椅越来越复杂多样，以更好地满足不同的需要。

第六节 中医骨科康复疗法

中医古籍中虽无康复医学之名称，但有关康复医疗的内容则散见于大量的中医文献中，其中包括了大量的药物疗法和非药物疗法，如中药疗法、推拿疗法、导引练功等。

一、中医药治疗

（一）中药治疗

中医学的伤科，不仅重视骨折的整复、固定和功能锻炼，同时还从整体出发，应用四诊八纲，综合全身和局部的症状，辨证论治，内外用药，不仅促进肿胀消退、软组织修复，而且促进骨折愈合和功能恢复。

中药用于治疗软组织伤病，已有几千年的历史。我国劳动人民在同疾病做斗争的过程中积累了丰富的经验，创造了许多独特的治疗方法，不仅有内服、外用、熏洗、温熨、擦揉、贴敷、注射和渗透等治疗方法，还配制了膏、丸、散、汤、针等适应各种治疗方法的剂型，在长期的临床实践中取得了确切的疗效，特别是对大面积软组织损伤应用中药治疗有更多优点。

中药既可以相互配伍、随证施治、灵活加减，又能照顾到全身，还能适用于局部。中药不仅可以气血兼顾，还可以内外并治及扶正祛邪同时进行，加之其价廉，方法简单，效果良好，易被群众接受。特别是民间流传的一些验方、单方，可以就地采药，使用方便，更为患者所欢迎。

1. 中药内治法

中药内治法是中国传统康复疗法的重要组成部分，以八纲、经络、脏腑、卫气营血、三焦辨证作为治疗原则。在骨伤疾病的康复中，主要根据损伤的虚实、久暂、轻重、缓急以及伤者的具体情况，选用先攻后补、攻补兼施、消补并用或先补后攻等不同治法进行治疗，从而达到调理阴阳、协调脏腑功能、扶正祛邪的康复目的。

在《黄帝内经》时期，康复方法是以针灸、按摩、导引等外治法为主。自张仲景以后，中医突出药物内服治法，大大地丰富了康复方法的内容。根据骨伤患者多表现为气滞血瘀、气机瘀滞的病机特点，从损伤"专从血论""恶血必归于肝""肝主筋、肾主骨"以及"客者除之，劳者温之，结者散之，留者攻之，燥者濡之"等骨伤科内治法基本理论出发，骨伤用药以活血化瘀为根本治法，兼以调理气机、培补正气等，临床应用可以归纳为消、下、清、开、和、续、舒、补、温等内治方法。骨伤科常用内治法根据疾病分类不同，常用的为三期辨证治法。

★损伤三期辨证治法

1) 早期治法

人体一旦遭受损伤，则经脉受损，气机失调，血不循经溢于脉外，离经之血需化瘀通畅经脉，气血调和方能愈合，在治疗上必须活血化瘀与理气止痛兼顾，调阴与和阳并重。常用治法有攻下逐瘀法、行气消瘀法、清热凉血法、开窍活血法等。

（1）攻下逐瘀法。本法适用于损伤早期蓄瘀，大便不通，腹胀拒按，苔黄，脉洪大而数的体实患者。临床多应用于胸、腰、腹部损伤蓄瘀而致阳明腑实证，常用方剂有大承气汤、桃核承气汤、鸡鸣散等。

（2）行气消瘀法。本法适用于损伤后气滞血瘀，局部肿痛，无里实热证，或有某种禁忌而不能猛攻急下者。常用的方剂有以消瘀活血为主的桃红四物汤、活血四物汤、复元活血汤、活血祛瘀汤或活血止痛汤；以行气为主的柴胡疏肝散、复元通气散、金铃子散，以及活血祛瘀、行气止痛并重的血府逐瘀汤、活血疏肝汤、膈下逐瘀汤、顺气活血汤等方。

（3）清热凉血法。本法包括清热解毒与凉血止血两法。适用于跌仆损伤后热毒蕴结于内，引起血液错经妄行，或创伤感染、邪毒侵袭、火毒内攻等证。常用的清热解毒方剂有五味消毒饮、龙胆泻肝汤、普济消毒饮，凉血止血方剂有四生丸、小蓟饮子、十灰散、丹栀逍遥散等。

（4）开窍活血法。本法是用辛香开窍、活血化瘀、镇心安神的药物，以治疗跌仆损伤后气血逆乱、气滞血瘀、瘀血攻心、神昏窍闭等危重症的一种救急方法。常用的方剂有夺命丹、三黄宝蜡丸、苏合香丸、苏气汤、安宫牛黄丸等。

2）中期治法

一般在损伤后3～6周期间，经过初期治疗，肿胀消退，疼痛减轻，但瘀肿虽消而未尽，断骨虽连而未坚，故损伤中期宜和营生新、接骨续损。其治法以和法为基础，即活血化瘀的同时加补益气血药物，如当归、熟地黄、黄芪、何首乌、鹿角胶等；或者加强壮筋骨药物，如续断、补骨脂、骨碎补、煅狗骨、煅自然铜等。结合内伤气血、外伤筋骨的特点具体分为和营止痛法、接骨续筋法、舒筋活络法，从而达到祛瘀生新、接骨续筋、疏风通络、活血舒筋的目的。

（1）和营止痛法。本法适用于损伤后，虽经消下等法治疗，但气滞瘀凝，肿痛尚未尽除，而继续运用攻下之法又恐伤正气。常用方剂有和营止痛汤、橘术四物汤、定痛和血汤、七厘散、和营通气散等。

（2）接骨续筋法。本法适用于损伤中期骨位已正，筋已理顺，筋骨已有连接但未坚实，瘀肿已化或渐趋消散，或尚有瘀血未去者。常用的方剂有续骨活血汤、新伤续断汤、接骨丹、接骨紫金丹等。

（3）舒筋活络法。本法适用于损伤肿痛缓解后而有瘀血凝滞、筋膜粘连的伤筋中期，或兼有风湿，或受伤之处筋肌发生挛缩、关节屈伸不利等症。常用方剂有舒筋活血汤、独活寄生汤等。

3）后期治法

一般为损伤7周以后，损伤日久，正气必虚，因此调治脏腑经络功能，补益气血，加速损伤的恢复极为重要。根据《素问》"虚则补之""损者益之"的原则，补法可以分为补气养血、补养脾胃、补益肝肾、强筋健骨。此外，由于损伤日久，瘀血凝结，筋肌粘连挛缩，复感风寒湿邪，关节酸痛，屈伸不利颇为多见，故后期治疗除补养法外，温经通络法也较为常用。

（1）补气养血法。本法是使用补气养血药物，使气血旺盛以濡养筋骨的治疗方法。凡外伤筋骨，内伤气血以及长期卧床，出现气血亏损、筋骨痿弱等症状，如创口经久不愈，损伤肿胀时久不消等，均可应用本法。代表方有四君子汤、四物汤、八珍汤、十全大补汤和参附汤；中气虚方用术附汤；卫气虚用芪附汤；如脾胃气虚可选用参苓白术散；中气下陷用补中益气汤；等等。

（2）补益肝肾法。本法又称强壮筋骨法，凡骨折、脱位、筋伤的后期，年老体虚，筋骨痿弱，肢体关节屈伸不利，骨折迟缓愈合，骨质疏松等肝肾亏虚者，均可使用本法加强肝肾功能，加速骨折愈合，增强机体抗病能力，以利损伤的修复。

（3）补养脾胃法。本法适用于损伤后期，耗伤正气，气血亏虚，脏腑功能失调，或长期卧床缺少活动，而导致的脾胃气虚，运化失职，饮食不消，四肢疲乏无力，肌肉萎缩。常用方剂有补中益气汤、参苓白术散、归脾汤、健脾养胃汤等。

（4）温经通络法。本法适用于损伤后期，气血运行不畅，瘀血未尽，或阳气不足，腠理空虚，复感外邪，以致风寒湿邪入络，遇气候变化则局部症状加重的陈伤旧疾的治疗。本法属温法，常用方剂有麻桂温经汤、麻黄附子细辛汤、大活络丸、小活络丸、乌头汤等。

以上治法，在临床上应用时都有一定的规律。对上述的分期治疗原则必须灵活变通，对特殊病例尤须仔细辨证，正确施治，不可拘泥于规则或机械分期。

★按损伤部位辨证治疗

损伤虽同属瘀血，但由于损伤的部位不同，治疗的方药也有所不同。

1）三焦辨证治法

《活法机要·坠损》提出："治登高坠下，置物撞打……心腹胸中停积瘀血不散，以上、中、下三焦分之，别其部位，上部犀角地黄汤，中部桃仁承气汤，下部抵当汤之类下之，亦可以小便酒同煎治之。"

临床应用可根据扭伤部位选方用药：头面部用通窍活血汤、清上瘀血汤；四肢损伤用桃红四物汤；胸胁部伤可用复元活血汤；腹部损伤可用膈下逐瘀汤；腰及小腹部损伤可用少腹逐瘀汤、大成汤、桃核承气汤；全身多处损伤可用血府逐瘀汤加味。

2）主方加部位引经药

根据不同损伤的性质、时间、年龄、体质选方用药时，可因损伤的部位不同加入几味引经药，使药力作用于损伤部位加强治疗效果。

损伤早期，症见肿胀、皮下瘀斑、局部压痛明显、患处活动功能受限，治以活血化瘀、消肿止痛，方选桃红四物汤。

筋伤中期，治以活血舒筋、祛风通络，方选橘术四物汤；骨折者，治以接骨续筋，方选新伤续断汤。

辨证加减：上肢损伤（骨折、伤筋）加桑枝、桂枝、羌活、防风；头部损伤如伤在额顶加藁本、细辛，两太阳伤加白芷，后枕部损伤加羌活；肩部损伤加姜黄；胸部损伤加柴胡、郁金、制香附、紫苏子；两胁肋部损伤加青皮、陈皮、延胡索；腰部损伤加杜仲、补骨脂、续断、狗脊或枸杞子、桑寄生、山茱萸等；腹部损伤加炒枳壳、槟榔、川厚朴、木香；小腹部损伤加小茴香、乌药；下肢损伤加牛膝、木瓜、独活、千年健、防己、泽泻等。

2. 中药外治法

中药外治法是骨伤科临床常用方法，是在辨证基础上，根据病情选用具有某种康复治疗效果的中草药，经过炮制、加工后通过外用途径对患者全身或局部病位、穴位实施敷、洗、熏、熨、贴等治疗的方法，适用于骨折、跌打损伤、老年病和痛证等痼疾的不同阶段。

中医学认为外伤的病因病机是外力致伤，筋肉、脉络损伤，瘀血为患，因而得出"活血化瘀"的治疗大法，并且经数千年的临床实践形成了动静结合、内外兼治、分期用药的治疗原则。外治法尤其独具特色，以敷贴、药膏、膏药为主，但存在剂型落后、使用不便的缺点，阻碍了进一步推广应用。为了探求更适用的剂型，医药工作者结合当代制剂手段和制剂理论进行了大量的研究工作，如各种敷贴剂、散剂、药膏等。

临床外用药物大致可分为敷贴药、搽擦药、熏洗湿敷药与热熨药、药条及中药离子导入。

（二）推拿

推拿，古称"按摩""按跷""挢引""案扤"等，是中医学临床学科中的一门外治法，是中医学伟大宝库的重要组成部分。推拿的防治手段主要是手法治疗和功法训练，具有扶正祛邪、散寒止痛、健脾和胃、导滞消积、疏通经络、利关节、强筋壮骨等作用。手法治疗是指操作者用手或肢体的其他部分，或借助一定的器具，在受治者的体表做规范性的动作，以防病治病为目的的一种治疗方法。推拿功法训练原为推拿工作人员自身训练，以提高身体素质的训练方法，后来根据临床需要，由推拿工作人员指导患者进行训练，以巩固、延伸临床治疗的效果。

1. 推拿手法基础

手法是指按特定技巧和规范化动作在受术者体表操作，用于治疗疾病和保健强身的一项临床技能。手法治疗古称按摩，经历史沿革又叫推拿，施术时一般多以手，也可因需要而用除手以外的腕、臂、肘、膝、足等部位进行操作，因以手操作较多，故名手法。

手法是推拿学的主体内容之一。以手法治疗疾病，其疗效程度的判定，在诊断、取穴及施治部位无误的情况下，关键取决于手法操作的准确性，应用熟练程度和功力的深浅。只有规范地掌握手法要领，操作娴熟并经过长期的功法训练和临床实践，才能极尽手法的运用之妙，所谓"一旦临症，机触于外，巧生于内，手随心转，法从手出"。

2. 推拿常用手法

1）基本手法

凡手法动作单一，仅为一种运动形式，且临床起基础治疗作用或主要治疗作用，应用频度又较高的一类手法，称为基本手法。基本手法是手法中的主流。其特点是作用平实，体现功力，安全可靠，向来被临床专职推拿医生所重视。主要包括滚法、一指禅推法、揉法、摩法等近20种手法。

（1）滚法。以腕关节屈伸和前臂旋转协同动作，以手掌背部近小指侧部分为施力面在体表进行连续滚动的手法，称为滚法。

（2）一指禅推法。以拇指端或螺纹面着力，通过腕部的往返摆动，使产生的功力通过拇指持续不断地作用于施术部位或穴位上，称为一指禅推法。

（3）揉法。以指、掌或肢体其他部分在体表施术部位上做轻柔灵活的上下、左右或环旋揉动称为揉法。根据肢体操作部分的不同而分为掌揉法、指揉法等。其中掌揉法又分为大鱼际揉法、掌根揉法等，指揉法分为拇指揉法、中指揉法等多种揉法。

（4）摩法。用指或掌在体表做环形或直线往返摩动，称为摩法。摩法分为指摩法和掌摩法两种。

（5）推法。以指或掌、拳、肘等着力于施术部位上，做单向直线推动，称推法，又名平推法。推法一般分为指推法和掌推法两种。

（6）擦法。用指或掌贴附于施术部位，做快速的直线往返运动，使之摩擦生热，称为擦法。擦法分为指擦法和掌擦法两种，而掌擦法中包括全掌擦法、大鱼际擦法和小鱼际擦法。

（7）搓法。用双手掌面夹住肢体或以单手、双手掌面着力于施术部位，做交替搓动或往返搓动，称为搓法。以双手夹搓，形如搓绳，故名搓法。搓法包括夹搓法和推搓法两种。

（8）抹法。用拇指螺纹面或掌面在施术部位做上下或左右及弧形曲线的抹动，称为抹法。抹法可分为指抹法与掌抹法两种。

（9）按法。以指、掌等节律性地按压施术部位，称按法。按法应用较多的有指按法与掌按法两种，常与揉法结合运用，组成"按揉"复合手法。

（10）点法。以指端或关节突起部点压施术部位或穴位，称点法。点法主要包括指点法和肘点法两种。

（11）捏法。用拇指和其他手指在施术部位做对称性的挤压，称为捏法。

因拇指与其他手指相合的多寡而分为三指捏法、五指捏法等。捏法可单手操作，亦可双手同时操作。

（12）拿法。拇指与其余手指相对用力，提捏或揉捏肌肤或肢体，并轻轻提起，称为拿法。根据拇指与其他手指配合数量的多少而有三指拿法、五指拿法等称谓。拿法可单手操作，亦可双手同时操作。

（13）捻法。用拇、示指夹住治疗部位进行捏揉捻动。称为捻法。捻法一般为推拿辅助手法。

（14）拍法。用虚掌拍打体表，称拍法。拍法可单手操作，亦可双手同时操作。

（15）击法。击打体表施术部位，称为击法。击法分为拳击法、掌击法、侧击法、指击法和棒击法等。

（16）拨法。以拇指深按于治疗部位，进行单向或往返的拨动，称为拨法。拨法又名"指拨法""拨络法"。

（17）抖法。以双手或单手握住受术者肢体远端，做小幅度的连续抖动，称为抖法，抖法常与牵引法结合应用而成牵抖复合手法。

（18）振法。以掌或指在体表施以振动的方法，称为振法。振法分为掌振法与指振法两种。

2）复合手法

（1）按揉法。按揉法是由按法与揉法复合而成，分为指按揉法和掌按揉法两种。

（2）拿揉法。拿揉法为拿法与揉法的复合运用。

（3）踩跷法。用双足节律性踩踏施术部位，称踩跷法。常用的踩跷法有踏步式踩跷法，倾移式踩跷法及外八字踩跷法。

（4）牵抖法。牵抖法为牵引法与短暂性的较大幅度抖法的结合应用。临床以腰部牵抖法常用。

3）运动关节类手法

使关节或半关节在生理活动范围内进行屈伸或旋转、内收、外展及伸展等被动活动，称为运动关节类手法。其特点是手法节奏明快，对某些病症的治疗往往能收到立竿见影的效果，因此尤其受到正骨推拿流派的青睐。主要包括摇法、扳法和拔伸法。

（1）摇法。使关节或半关节做被动的环转运动，称摇法。包括颈项部、腰部和四肢关节摇法。

（2）扳法。使关节做被动的旋转或屈伸、展收等运动形式，并施以"巧力寸劲"，使关节瞬间突然受力，称为扳法。扳法是正骨推拿流派的主要手法，如应用得当，效果立验。

（3）拔伸。拔伸（拔伸颈项、髋关节、膝关节、踝关节）固定关节或肢体的一端，牵拉另一端，应用对抗的力量使关节得到伸展，称为拔伸法。拔伸法为正骨推拿流派的常用手法之一，包括全身各部关节、半关节的拔伸牵引方法。

二、功能锻炼

功能锻炼分为医务人员功能锻炼和患者的功能锻炼。

（一）医务人员功能锻炼

医务人员功能训练不仅是医生增强上肢部、下肢部、腰腿部等身体各部力量、提高手法技巧动作的主要方法，也是其达到扶助正气、强壮身体的方法之一。

（二）患者功能锻炼

患者通过自身锻炼以防治疾病、增进健康、促进肢体功能恢复的一种疗法。患肢关节活动与全身功能锻炼可推动损伤部位气血流通和加速祛瘀生新，改善血液与淋巴循环，促进血肿、水肿的吸收和消散，加速骨折愈合，使关节、经筋得到濡养，防止筋肉萎缩、关节僵硬、骨质疏松，有利于功能恢复。

1. 分类

1）按照锻炼的部位分类

（1）局部锻炼。指导患者进行患肢主动活动，使功能尽快恢复，防止组织粘连、关节僵硬、肌肉萎缩。如肩关节受伤，练习耸肩、上肢前后摆动、提拳等；下肢损伤，练习踝关节背伸、跖屈，以及股四头肌舒缩活动、膝关节伸屈活动等。

（2）全身锻炼。指导患者进行全身锻炼，可使气血运行，脏腑功能尽快恢复。全身功能锻炼不但可以防病治病，还能弥补方药之不足，促使患者迅速恢复劳动能力等。

2）按有无辅助器械分类

（1）有器械锻炼，即采用器械进行锻炼，目的主要是加强患肢力量，弥补徒手之不足，或利用其杠杆作用，或用健侧带动患侧。如用大竹管搓滚舒筋及蹬车活动锻炼下肢各关节功能，搓转胡桃或小铁球等进行手指关节锻炼，肩关节练功可用滑车拉绳。

（2）无器械锻炼，是指不应用任何器械，依靠自身机体做练功活动。这种方法锻炼方便，随时可用，简单有效，如打太极拳、练八段锦等。

2. 功效练功疗法

治疗骨关节以及软组织损伤，对提高疗效、减少后遗症有着重要的意义。骨伤科各部位练功法，既有加强局部肢体关节活动的功能，又有促进全身气血运行、增强体力的功效。练功疗法对损伤的功效可归纳为以下几点。

1）活血化瘀，消肿定痛

由于损伤后瘀血凝滞，络脉不通而导致疼痛、肿胀；局部锻炼与全身锻炼有促进血液循环、活血化瘀的作用，通则不痛，从而达到消肿定痛的目的。

2）濡养患肢关节经筋

损伤后期及肌筋劳损，局部气血不充，筋失所养，酸痛麻木；练功后血行通畅，化瘀生新，舒筋活络，经筋得到濡养，关节得以滑利，伸屈自如。

3）促进骨折迅速愈合

功能锻炼既能活血化瘀，又能生新；既能改善气血之道不得宣通的状态，又有利于续骨。在夹板固定下功能锻炼，不仅能保持良好的对位，还可使骨折的轻度残余移位逐渐得到矫正，使骨折愈合与功能恢复同时并进，缩短疗程。

4）防治筋肉萎缩

骨折或较严重筋伤可导致肢体失用，所以对骨折、扭伤、劳损、筋伤及不完全断裂，都应积极进行功能锻炼，使筋伤修复快、愈合坚、功能好，减轻或防止筋肉萎缩。

5）避免关节粘连和骨质疏松

关节粘连、僵硬强直以及骨质疏松的原因是多方面的，但其主要原因是患肢长期固定和缺乏活动锻炼。所以积极、合理地进行功能锻炼，可以促使气血通畅，避免关节粘连、僵硬强直和骨质疏松，是保护关节功能的有效措施。

3. 全身各部位练功法

1）颈项部练功法

可坐位或站立，站时双足分开、与肩同宽，双手叉腰进行深呼吸，并做以下动作。

（1）前屈后伸：吸气时颈部尽量前屈，使下颌接近胸骨柄上缘，呼气时颈部后伸至最大限度，反复6~8次。

（2）左右侧屈：吸气时头向左屈，呼气时头部还原正中位；吸气时头向右屈，呼气时头还原正中位。左右交替进行，反复6~8次。

（3）左右旋转：深吸气时头向左转，呼气时头部还原正中位；深吸气时头向右转，呼气时头部还原正中位。左右交替进行，反复6~8次。

（4）颈椎环转：头颈向左右各环绕3圈。此法实为上述活动的综合。

2）腰背部练功法

（1）前屈后伸：双足分开、与肩同宽站立，双下肢保持伸直，双手叉腰，腰部做前屈后伸活动，反复6~8次，活动时应尽量放松腰肌。

（2）左右侧屈：双足分开、与肩同宽站立，双下肢保持伸直，腰部左侧屈，左手顺左下肢外侧尽量往下，还原。然后以同样姿势右侧屈，反复6~8次。

（3）左右回旋：双足分开、与肩同宽站立，双手叉腰，腰部按顺时针及逆时针方向旋转各1次，然后由慢到快、由小到大地顺逆交替回旋6~8次。

（4）五点支撑：仰卧位，双侧屈肘、屈膝，以头、双足、双肘五点做支撑，双掌托要用力把腰拱起，反复多次。

（5）飞燕点水：俯卧位，双上肢靠身旁伸直，把头、肩并带动双上肢向后上方抬起；或双下肢直腿向后上抬高；进而两个动作合并，同时进行呈飞燕状，反复多次。

3）肩、肘部练功法

（1）前后摆臂。站立，两足分开、与肩同宽，弯腰，两上肢交替前后摆动，幅度由小至大，直至最大幅度。

（2）弯腰画圈。站立，两足分开、与肩同宽，向前弯腰90°，患侧上肢下垂，做顺、逆时针方向画圈回环动作，幅度由小至大，速度由慢到快。

（3）叉手托上。双足分开、与肩同宽站立，两手手指交叉，两肘伸直，掌心向前，健肢用力帮助患臂左右摆动，同时逐渐向上举起，以患处不太疼痛为度，亦可双手手指交叉于背后，掌心向上，健肢用力帮助患臂左右或上下摆动，以患处不太疼痛为度。

（4）手指爬墙。双足分开、与肩同宽站立，正面及侧身对向墙壁，用患侧手指沿墙徐徐向上爬行，使上肢高举到最大限度，然后再沿墙归回原处，反复多次。

（5）弓步云手。双下肢前后分开，呈弓步站立，用健手托扶患肢前臂使身体重心先后移，双上肢屈肘，前臂靠在胸前，再使身体重心移向前，同时把患肢前臂在同一水平面上按顺时针或逆时针方向弧形伸出，前后交替，反复多次。

（6）肘部伸屈。坐位，患肘放在桌面的枕头上，手握拳，用力徐徐屈肘、伸肘，反复多次。

（7）手拉滑车。安装滑车装置，患者在滑车下，坐位或站立，两手持绳的两端，以健肢带动患肢，徐徐来回拉动绳子，反复多次。

4）前臂、腕、手部练功法

（1）前臂旋转。将上臂贴于胸侧，屈肘90°，手握棒，使前臂做旋前旋后活动，反复多次。

（2）抓空握拳。将五指用力张开，再用力抓紧握拳，反复多次。

（3）背伸掌屈用力做腕背伸、掌屈活动，反复多次。

（4）手滚圆球。手握两个圆球，手指活动，使圆球滚动或变换两球位置，反复多次。

5）下肢练功法

（1）举屈蹬腿。仰卧，把下肢直腿徐徐举起，然后尽量屈髋屈膝背伸踝，再向前上方伸腿蹬出，如是反复多次。

（2）侧卧展腿。患者向健侧卧，下肢伸直，将患侧大腿尽力外展，然后还原；继之向患侧卧，做健侧的下肢外展运动。

（3）旋转摇膝。两足并拢站立，两膝稍屈曲呈半蹲状，两手分别放在膝上，膝关节做顺、逆时针方向旋转活动，由伸直到屈曲，再由屈曲到伸直，反复多次。

（4）踝部伸屈。卧位、坐位均可，足部背伸至最大限度，然后跖屈到最大限度，反复多次。

（5）足踝旋转。卧位、坐位均可，足按顺、逆时针方向旋转，互相交替，反复多次。

（6）搓滚舒筋。坐位，患足蹬踏圆棒，做前后滚动，使膝关节及踝关节做伸屈活动，反复多次。

（7）蹬车活动。坐在特制的练功车上，用足练习踏车，使下肢肌肉及各个关节均得到锻炼，反复多次。

4. 注意事项

1）内容和运动强度

确定练功内容和运动强度，制订锻炼计划，首先应辨明病情、估计预后，应因人而异、因病而异，根据骨伤科疾病的病理特点，选择适宜各个时期的练功方法，尤其对骨折患者更应分期、分部位对待。

2）动作要领

主要将练功的目的、意义及必要性对患者进行解释，使患者乐于接受，充分发挥其主观能动性，加强其练功的信心和耐心，从而自觉地进行积极的锻炼。

（1）上肢练功的主要目的是恢复手的功能。凡上肢各部位损伤，均应注意手部各指骨间关节、掌指关节的早期练功活动，特别要保护各关节的灵活性，以防关节发生功能障碍。

（2）下肢练功的主要目的是恢复负重和行走功能，保持各关节的稳定性。在机体的活动中，尤其需要依靠强大而有力的臀大肌、股四头肌和小腿三头肌，才能保持正常的行走。

（3）严格掌握循序渐进的原则，是防止加重损伤和出现偏差的重要措施。

练功时动作应逐渐增加，次数由少到多，动作幅度由小到大，锻炼时间由短到长。

（4）定期复查不仅可以了解患者病情和功能恢复的快慢，还可随时调整练功内容和运动量，修订锻炼计划。

3）其他注意事项

（1）练功时应思想集中，全神贯注，动作缓而慢。

（2）练功次数，一般每日2～3次。

（3）练功过程中，对骨折、筋伤患者，可配合热敷、熏洗、搽擦外用药水、理疗等方法。

（4）练功过程中，要顺应四时气候的变化，注意保暖。

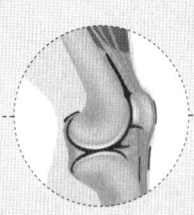

第三章

骨折的康复

第一节 骨折康复概述

骨折主要分为上肢骨折、下肢骨折和躯干骨折。上肢是劳动操作的主要器官。它是以上臂和前臂为杠杆，各关节为运动枢纽，通过手部操作而体现其功能。因此，对上肢功能的要求灵活性高于稳定性。在康复治疗上，必须重视手部早期练功活动。下肢的主要功能是负重和行走，故需要一个良好的稳定结构，两下肢要等长。因此在康复治疗上，应在足够稳定的情况下再进行负重。躯干骨由脊柱、肋骨和骨盆所组成，对胸腔、腹腔和盆腔脏器的保护和承重起着非常重要的作用。躯干骨损伤往往合并脏腑组织结构的破坏，在躯干骨折的康复治疗上要注意并发的内脏伤及其对全身和局部生理功能的影响。

骨折治疗原则为整复、固定、功能锻炼和必要的药物治疗。骨折的整复和固定在施行上有两种方法，即手术治疗和非手术治疗，应根据骨折部位和损伤情况具体而定。骨折整复和固定的目的是为骨折愈合创造有利条件。无论选择哪种治疗方法都应以不影响骨折愈合为前提。

一、病因病机

骨折发生的原因可分为外因和内因两种。

（一）外因

主要由直接暴力和间接暴力组成。

1. 直接暴力

骨折发生于被外力直接打击的部位，如打击、压轧、撞击、爆炸、枪伤等。由这类暴力损伤引起的骨折常为横形或粉碎性，骨折处常有较严重的软组织损伤或伤口，多为开放性骨折。

2. 间接暴力

骨折不发生在直接受到外力所打击的部位，而在他处。如跌倒时，伸手触地，由于传导暴力，在手腕、前臂及肘部所致的桡骨下端、尺桡骨干及肱骨髁上骨折。高处落下，臀部着地，引起的胸腰椎压缩性骨折等。间接暴力所引起的骨折，软组织损伤较前者为轻，且多为闭合伤。

（二）内因

包括年龄、健康状况、解剖部位、结构、受伤姿势、骨骼是否原有病变。

幼儿骨膜较厚，胶质较多，易发生青枝骨折；18岁以下青少年，骨骺未闭合易发生骨骺分离；老年人骨质疏松、骨的脆性增大，最易发生骨折。

年轻体健，筋骨坚韧，不易受损，而年老体弱，平时缺少运动锻炼或长期废用者，其骨质脆弱、疏松，遭受外力作用容易引起骨折。

解剖结构的差异，如肱骨下端扁而宽，前面有冠状窝和后面有鹰嘴窝，中间仅一层较薄的骨片，这一部位就容易发生骨折。

在骨质的疏松部位和致密部位交界处（如肱骨外科颈、桡骨远端等），或脊柱的活动段与静止段交界处也易发骨折。

骨骼病变，如先天性脆骨病、营养不良、佝偻病、甲状腺功能亢进、骨感染和骨肿瘤等也为骨折常见的内在因素。

因此，致伤外力是外因，而受伤机理则是外因和内因综合作用。

二、临床表现

1. 全身症状

四肢轻微骨折，可无全身症状。严重损伤，瘀血留内，可有口苦、口渴、心烦、夜卧不安、尿少、便秘、脉数或弦紧、舌质红苔黄腻。若瘀血壅遏化热，体温可升至38 ℃，但数天后逐渐降至正常。如体温超过38 ℃，持续不退，并伴有头痛恶寒、周身不适、伤处肿痛灼热，应考虑感染邪毒。如失血过多，气随血脱，则唇青而白，四肢厥冷，汗出如油，目暗睛迷，呼吸微弱，脉细欲绝。如合并内脏损伤，则有相应的表现。

2. 局部表现

一般症状为疼痛和纵向叩击痛，肿胀及瘀斑，功能障碍。骨折的特征为畸形，骨摩擦音与异常活动、骨传导音异常。

三、临床检查

临床检查时要注意观察患者的姿势、步态、面部表情和局部情况。触诊以两手拇指、示指沿其骨骼轮廓触摸，并仔细辨认硬度、弹性、连续性、温度、手感等以便发现损伤的部位和程度。通常骨折的检查体征表现为骨擦音、骨折处软组织肿、患处压痛和叩击痛。畸形骨折移位时，常有缩短、成角、旋转等畸形。在检查时也要特别注意伤肢远端浅表动脉及患肢的神经功能，要注意发现血管和神经损伤。

此外，X线检查是骨折诊断的重要手段之一，它能清楚地显示出软组织和骨质的界线，与临床检查相结合，能最大程度地做出正确的诊断。

四、中医药治疗

（一）中药治疗

1. 中药内治法

中药内治法主要依据损伤三期辨证治法而制定理法方药，以疏通气血、生新续损、强筋壮骨为主要目的。在临床应用中，应根据患者的体质及损伤情况进行辨证施治。

1）早期

早期是指骨折后1～2周，相当于炎症期和修复期第一阶段。患肢局部肿胀疼痛明显，骨折端容易发生再移位，筋骨脉络可反复损伤，气血受损，血离经脉，瘀积不散，气滞血瘀，经络受阻。针对这种病理时期，《辨证录·接骨门》指出："内治之法，必须以活血祛瘀为先，血不活则瘀不能去，瘀不去则骨不能接也。"因此骨折早期以瘀血为主要病理表现，故当以攻利之法为主。

治法：行气散瘀，消肿止痛。

方药：桃红四物汤加丹参、茯苓、乳香、没药、柴胡等。

2）中期

中期指骨折损伤后3～4周（相当于修复期中段）。骨折处疼痛减轻，肿胀消退，一般软组织损伤已修复，骨折断端亦初步稳定，原始骨痂已开始逐步形成。虽仍有瘀血未尽，但是不可再用攻下之法，否则易伤及正气。故中期以调和为主，再根据内伤气血，外伤筋骨的不同重点，进一步辨证施治。

治法：接骨续筋，舒筋活络。

方药：舒筋活血汤加骨碎补、淫羊藿、川续断、龙骨、自然铜等。

3）后期

后期指骨折4周以后（即修复后期），一般已有骨痂生长，骨折断端也较稳定时。骨折早、中期调动了整体的脏腑气血功能，为使脏腑气血趋于平和，促进骨折部骨痂的不断生成改建，故后期治疗以补为主。

治法：补肝肾，强筋骨。

方药：补肾壮筋汤加木瓜、刘寄奴、白术、山药、党参、补骨脂、黄芪、菟丝子等。

2. 中药外治法

1）敷贴法

侧柏叶2份、黄柏1份、大黄2份、薄荷1份、泽兰1份，打粉后作散剂备用，使用时以水、蜜糖煮调成厚糊状外敷患处，亦可加入少量米酒调敷，或用凡士林调煮成膏外敷。

2）外洗法

拆除外固定后用中药熏洗，可舒筋活血，恢复关节功能。外洗方：红花、制草乌、海桐皮、乳香、薄荷、大黄、路路通各12 g。将中药在温水中浸泡30 min后煮沸，熏洗患处，以毛巾覆盖患肢。待温度降低时，用药液浸洗患处。一天两次，药液可反复使用3次。

3）熏洗

在骨折中后期运用中药熏洗疗法是骨伤科常用的治疗方法。中医理论认为"血则温则行""治风先治血,血行风自灭",即中药熏洗时,由于温度刺激及药物药理的作用,引起皮肤和血管扩张,促进局部血液循环和淋巴循环,使新陈代谢旺盛,可改善局部组织营养和全身功能,并且刺激神经系统和血管系统,疏通经络,调和气血,破瘀散结,行气活血,祛风除湿,温经通络,消除水肿,促进经络的调节功能活动。

(二) 针灸治疗

在临床上,按中医的诊疗方法判断病因,找出关键,辨别性质,明确病位,根据骨折部位,进行相应的配穴处方进行治疗以达到疏通经络、缓急止痛的作用。

(三) 推拿治疗

骨折术后患者进行适当的推拿治疗,可以松解粘连、减轻痉挛、缓解疼痛、改善关节活动度等。在骨折术后早期可以使用推拿手法缓解肢体肿胀。骨折术后中后期可以使用推拿手法松解粘连、改善关节活动度。

五、康复锻炼

康复锻炼主要指传统功能锻炼康复法。患者可进行徒手锻炼和器械锻炼。徒手锻炼为患者进行伤肢自主活动,使功能尽快地恢复,防止关节僵硬,肌肉萎缩。如前臂双骨折早期握拳、小云手,中期大云手,后期反转手。下肢损伤,练习踝关节背伸、跖屈,股四头肌舒缩活动,膝关节屈伸等动作。器械锻炼主要是加强伤肢的力量,辅助伤肢关节运动功能恢复,一般常用蹬车,手拉滑车,握搓胡桃、铁球等。如肩关节的功能锻炼可拉滑车,指间关节锻炼可搓转胡桃或小铁球。

在骨科骨折康复中,因成人、儿童及老人的生理特点、运动方式及骨折后易发并发症、康复目标等多方面的不同,各自的骨折康复要点而有所不同,故将其分为成人常见的骨折康复、儿童常见的骨折康复及老人常见的骨折康复三方面分点论述。

第二节 成人常见骨折的康复

一、肱骨干骨折

由肱骨外科颈下1 cm至内外髁上2 cm处的一段长管状坚质骨,称为肱骨干,它上部较粗,自中1/3以下逐渐变细,至下1/3渐呈扁平状,并稍向前倾。肱骨干骨折很常见。肱骨干中下1/3交界处后外侧有一桡神经沟,有桡神经通过,紧贴骨干,故中下1/3交界处骨折,易并发神经损伤。

(一) 复位与固定

患者坐位或平卧位。一助手用布袋通过腋窝向上,另一助手用手握持前臂在中立位向下、沿上臂纵轴对抗牵引,一般牵引力不宜过大,否则易引起断端分离移位。待重叠移位完全矫正后,根据骨折不同部位的移位情况进行整复。

1. 复位

1) 上1/3骨折

在维持牵引下,术者两拇指抵住骨折远端外侧,其余四指环抱近端内侧,将近端托起向外,使断端微向外成角,继而拇指向外推远端向内,即可复位。

2) 中1/3骨折

在维持牵引下,术者以两手拇指抵住骨折近端外侧推向内,其余四指环抱远端内侧拉向外,纠正移位后,术者捏住骨折部,助手徐徐放松牵引,使断端互相接触,微微摇摆骨折远端或从前后内外以两手掌相对挤压骨折处,可感到断端摩擦音逐渐减小,直至消失,骨折处平直,表示已基本复位。

3) 下1/3骨折

多为螺旋或斜形骨折,仅需轻微力量牵引,矫正成角畸形,将两斜面挤紧捺正。

2. 固定

复位后行夹板固定，前后内外四块夹板，其长度视骨折部位而定：上1/3骨折要超肩关节，下1/3骨折要超肘关节，中1/3则不超过上、下关节，并应注意前夹板下端不能压迫肘窝。如果移位已完全纠正，可在骨折部的前后方各放一长方形大固定垫，将上、下骨折端紧密包围。若仍有轻度侧方移位时，利用固定点两点加压；若仍有轻度成角，可利用固定垫三点加压，使其逐渐复位。若碎骨片不能满意复位时，也可用固定垫将其逐渐压回，但应注意固定垫厚度适中，防止皮肤压迫性坏死。

在桡神经沟部位不要放固定垫，以防止桡神经受压而麻痹。成人一般固定6～8周，儿童3～5周。中1/3处骨折是迟缓愈合和不愈合的好发部位，固定时间应适当延长，经X线复查见骨痂生长才能解除固定。固定后肘关节屈曲90°，以木托板将前臂置于中立位，患肢悬吊在胸前。应定期做X线透视或拍摄照片，以及时发现在固定期间骨折端是否有分离移位。若发现断端分离，应加用弹性绷带上下缠绕肩、肘部，使断端受到纵向加压而逐渐接近。

（二）康复治疗

固定后即可做伸屈指、掌、腕关节活动，有利于气血畅通。肿胀开始消退后，患肢上臂肌肉应用力做舒缩活动，加强两骨折端在纵轴上的挤压力，防止断端分离，保持骨折部位相对稳定。手和前臂肿胀时，可嘱患者每日自行轻柔抚摩手和前臂。若发现断端分离时，术者可一手按肩，一手按肘部，沿纵轴轻轻挤压，使骨断端逐渐接触，并适当延长木托板悬吊日期，直到分离消失、骨折愈合为止。中期除继续初期的练功活动外，应逐渐进行肩、肘关节活动。骨折愈合后，应加强肩、肘关节活动，并配合药物熏洗，使肩、肘关节活动功能早日恢复。

（三）中药治疗

按骨折三期辨证用药。骨折迟缓愈合者，应重用接骨续损药，如土鳖虫、自然铜、骨碎补之类。

二、肱骨髁间骨折

肱骨髁间骨折是青壮年严重的肘部外伤，属于关节内骨折，常因固定不稳及处理不当遗留关节僵直，故治疗上要求力线准确，关节面平整。

肘关节外伤后有剧烈疼痛，压痛广泛，肿胀明显，可伴有皮下瘀血。骨折移位严重者可有肱骨下端横径变宽，重叠移位重者可有上臂短缩畸形。肘关节呈半伸位，前臂旋前，肘后三角形骨性结构紊乱，可触及骨折块，骨擦感明显。有时可合并神经、血管损伤，检查时应予以注意。

（一）复位与固定

1. 复位

无移位或轻度移位，关节面平整者不必进行手法复位，用小夹板固定3～4周。解除固定后进行功能锻炼。

有移位及重叠畸形，且两髁有分离可在臂丛麻醉下用手法整复：①抱髁，两手掌由肘内外侧向中心挤压、牵引，半屈肘徐徐牵引，拉开重叠；②矫正前后移位，移动拇指至鹰嘴处，推远端向前，其余手指拉近端向背侧牵引之，助手同时将患肘屈曲90°；③矫正侧方移位，抱外髁之手，徐徐移到髁上，抱内髁之手，慢慢将两髁向外推挤，然后再恢复抱髁，对向挤压纠正两髁近端之侧方分离；④向中心挤压，为使滑囊关节面平整，术者一手抱髁，另一手在髁上向中心挤按，完成整复。

2. 固定

1）夹板外固定

整复后用小夹板超关节固定。若稍有重叠，可借尺骨上端牵引慢慢复位；若一侧髁骨块仍向外移位时，可用拇指挤压；若两髁均有移位，须再行复位。

2）石膏固定

主要适用于Ⅰ型无移位骨折，屈肘90°用石膏前后托或管形固定。

3）牵引

闭合复位后，用牵引来维持位置或进一步改善复位。只适用于严重粉碎的Ⅳ型骨折或不能进行切开复位者。

（二）康复治疗

无移位或移位不明显的骨折固定后，三角巾悬吊胸前，需及早进行握拳、腕关节屈伸等功能锻炼，骨折愈合后，进行上臂与前臂各肌群的肌力训练，包括等张练习、抗阻练习与等速练习。肘关节活动度训练以主动练习为主。有移位骨折行手法复位后固定。手法复位困难可行尺骨鹰嘴牵引逐步复位，若合并血管神经损伤，宜采用手术治疗。术后3天的疼痛期内，可做肘关节远近肌群的等长收缩，肩、腕和手指各关节的全幅度被动与主动活动练习。术后1周，即可增加轻柔小幅度肘关节被动活动，以健肢帮助及不引起明显疼痛为度，并逐步过渡到主动活动度训练。骨折愈合后，疼痛与肿胀已基本消退，应增加关节活动度的练习，包括肘屈、伸、旋前、旋后。伸展型骨折增加肘屈曲活动度训练和肱三头肌抗阻训练；屈曲型增加肘伸展活动训练和肱二头肌抗阻训练。

（三）中药治疗

按骨折三期辨证用药。骨折稳定后，关节功能恢复困难者，可结合中药外洗以助舒筋通络。

三、尺骨鹰嘴骨折

尺骨鹰嘴骨折大多属于关节内骨折，主要发生于成年人。伤后出现肘后部疼痛、肿胀，伸肘活动不便或因疼痛不能屈肘。鹰嘴后内外侧压痛明显，主动抗重力伸肘功能丧失。根据骨折线的走行，分为无移位骨折、移位骨折和粉碎性骨折三类。

（一）复位与固定

无移位骨折可使用超关节夹板或长臂石膏托短期固定，常需要固定4周左右。

严重粉碎性骨折或手法复位失败者可选择手术切开复位内固定，石膏固定多需要4~6周。

（二）康复治疗

关节固定时间过长者易发生肘关节僵硬，因此在不影响复位和固定效果的前提下，应鼓励患者及早进行肘关节的功能锻炼，治疗时应恢复关节面的平整和活动度。

1. 第一阶段

骨折临床处理完成以后立即开始固定部位上下肌群的静力性等长练习，以及非固定关节的主动活动度训练，可做肩部的钟摆练习，肩带的主动上耸、下压活动，以及腕和手指的主动屈伸运动及抗阻力练习。第2周时可增加肩部的主动运动逐渐达到肩、腕和手指各关节的全幅度活动，进一步加强肌力练习。

2. 第二阶段

可每日定时去除外固定，由健侧托住肘部及前臂，小心地进行关节屈伸主动练习，练习后继续外固定。切忌引起疼痛，以及进行抗阻的等张收缩训练。

3. 第三阶段

外固定去除后，应系统进行肘屈伸、前臂旋转的关节活动度练习和肌力练习。在握拳及伸指时做腕部充分屈伸的练习，可矫正前臂和手指伸肌挛缩和粘连。

（三）中药治疗

按骨折三期辨证用药。

四、桡骨小头骨折

桡骨小头骨折是常见的肘部损伤，占全身骨折的0.8%，约有1/3患者合并关节其他部位损伤。桡骨小头骨折是关节内骨折，如果有移位，理应切开复位内固定，恢复解剖位置，早期活动，以恢复肘关节伸屈和前臂旋转功能。

桡骨小头骨折由直接外力引起很少见。常见的是肘关节伸直位摔倒，手掌着地，外力使桡骨头在外翻位与肱骨小头撞击而产生骨折。常合并肱骨小头损伤与内侧副韧带损伤。多见于成年人且容易漏诊。若不能得到早期治疗，有些患者前臂旋转功能受到限制，不得不将桡骨小头切除。

（一）复位与固定

无移位骨折可使用超关节夹板或长臂石膏托短期固定，常需要固定4周左右。严重粉碎性骨折或手法复位失败者可选择手术切开复位内固定，石膏固定一般需要4~6周。

(二) 康复治疗

1）骨折后3~21天

肘关节在支具或石膏保护下进行肩关节全范围的主动运动。手术内固定患者可每日1次取下支具，在不引起肘关节屈伸和前臂旋转情况下进行前臂中立位时的腕关节全范围的屈伸，每日10次，5~10 min完成。

2）骨折后21~30天

肩关节三角肌肌力训练，以三角肌中部为主，进行辅助主动训练或主动运动，以上肢对抗自身重力为主，每日1次，每次2~3组，每组10个。右侧肘关节松动及牵伸训练，每日2次，每次15 min。骨折25天后增加前臂主动旋前旋后训练，每日2次，每次5 min。

(三) 中药治疗

按骨折三期辨证用药。

五、孟氏骨折

尺骨上1/3骨折合并桡骨小头脱位称孟氏骨折。孟氏骨折多发生于青壮年及小儿，直接或间接暴力皆可引起。因其治疗复杂，固定时间长，容易遗留前臂旋转功能障碍等。

(一) 复位与固定

原则上先整复桡骨头脱位，后整复尺骨骨折。患者平卧，前臂置中立位，两助手顺势拔伸，矫正重叠移位。对伸直型骨折，术者两拇指放在桡骨头外侧和前侧，向尺侧、背侧推挤，同时肘关节徐徐屈曲90°，使桡骨头复位，然后术者捏住骨折断端进行分骨，在骨折处向掌侧加大成角，再逐渐向背侧按压，使尺骨复位；对屈曲型骨折，两拇指放在桡骨头的外侧、背侧，向内侧、掌侧推按，同时肘关节徐徐伸直至0°位，使桡骨头复位，有时还可听到或感觉到桡骨头复位的滑动声，然后先向背侧加大成角，再逐渐向掌侧挤按，使尺骨复位；对内收型骨折，助手在拔伸牵引的同时，外展患侧的肘关节，术者拇指放在桡骨头外侧，向内侧推按桡骨头，使之还纳，尺骨向桡侧成角亦随之矫正。

手法整复失败者应早期切开整复内固定。对陈旧性骨折畸形愈合者，成人可行桡骨头切除术，儿童则须切开整复，将桡骨头整复、环韧带重建、尺骨骨折复位内固定。

（二）康复治疗

孟氏骨折经手法复位外固定或切开复位内固定并石膏外固定后，应用三角巾悬吊在胸前，观察肢体的运动、感觉、肿胀程度及血液循环情况，防止骨筋膜室综合征的发生。

术后前2周做手部和肩部的关节活动训练，第3周开始做肱二头肌等长收缩训练及肩部、手部的抗阻训练，第4周进行肱三头肌等长收缩训练。骨折愈合，外固定去除后开始进行腕肘屈伸的主动运动训练，继续肩部和手部的抗阻训练。逐步增加前臂内、外旋的肌力训练以及前臂内旋、外旋的牵伸练习。同时增加作业训练，如搭积木、捏橡皮泥及洗漱、进餐、如厕等日常生活活动能力训练。

（三）中药治疗

按骨折三期辨证用药。

六、股骨干骨折

股骨是人体中最长的管状骨。股骨干包括粗隆下2~5 cm至股骨髁上2~5 cm的骨干。股骨干为三组肌肉所包围。由于大腿的肌肉发达，骨折后多有错位及重叠。

（一）复位与固定

骨折远端常有向内收移位的倾向，已对位的骨折，常有向外凸倾向，这种移位和成角倾向，在骨折治疗中应注意纠正和防止。股骨下1/3骨折时，由于血管位于股骨折的后方，而且骨折远断端常向后成角，故易刺伤该处的腘动、静脉。由于内固定器械的改进、手术技术的提高以及人们对骨折治疗观念的改变，股骨干骨折现多趋于手术治疗。

（二）康复治疗

在麻醉清醒后立即指导患者进行患肢的足趾及踝关节主动屈伸活动，以及髌骨的被动活动（尤其是髌骨的上下活动非常重要），以促进肢体的肿胀消退、骨折断端紧密接触，并可预防关节挛缩畸形。该活动训练至少每日3次，每次从5～10 min开始，逐渐增加活动量。同时还可以在骨折部位近心侧进行按摩，使用向心性手法，以促进血液回流，水肿消退，并可防止肌肉废用性萎缩和关节挛缩，每日1～2次，每次15 min左右。

术后次日开始行患肢肌肉的等长收缩练习，主要是股四头肌。进行患肢肌肉"绷紧—放松"的练习，训练量亦从每日3次，每次5～10 min开始。根据患者的恢复情况逐渐增加运动量，每次训练量以不引起肌肉过劳为度，即练习完后稍感肌肉酸痛，但休息后次日疼痛消失，不觉劳累。

膝关节活动度的练习：施行手术治疗的患者，股四头肌等长收缩练习3～5天后可以逐渐过渡到小范围的主动伸屈膝练习，每日1～2次。内固定后无外固定者可在膝下垫枕，逐渐加高，以增加膝关节的活动范围。逐渐增大活动范围，争取术后早期使膝关节活动范围超过90°或屈伸范围接近正常。有学者认为，术后即可开始进行每日1次（且仅需1次）的膝关节全范围的活动。

（三）中药治疗

按骨折三期辨证用药。

七、股骨髁间骨折

股骨髁为松质骨和皮质骨的股骨干形成的一定弧度，是力学上的薄弱点。同时，股骨髁分为内外两侧，中间的股骨髁间窝是力学最薄弱处，因此当暴力作用在股骨髁间时，就容易形成股骨髁间骨折分离的状态。髁间骨折为关节内骨折，关节腔常有大量积血，治疗应达到良好的对位，关节面光滑平整，才能有效恢复关节的功能和防止发生创伤性关节炎。

（一）复位与固定

1. 复位

患者仰卧，膝屈曲30°～50°，先在无菌操作后，抽吸干净关节积血。一助手握持大腿中下段，另一助手握持小腿中上段，术者用两手掌抱髁部，并向中心挤压，以免在牵引时加重两髁旋转分离。在抱髁下，两助手徐徐用力对抗牵引，注意牵引时不要用力过猛，以免加重损伤和造成两髁旋转。当重叠移位纠正后，可用纠正髁上骨折前后移位的方法，术者用双手从腘窝部或膝前用力，纠正前后移位。

注意不可矫枉过正。为使关节面平整，术者在维持牵引下，对向两手反复向中心推挤。复位后，放好衬垫及夹板固定，进行X线片检查。如关节面已平整，仅有少许前后移位，在股骨髁或胫骨结节牵引下纠正；若为单侧髁骨骨折块仍向外移时，可用拇指向内推挤。如移位仍较明显，须再行复位，直到对位满意为止。

2. 固定

骨折复位后，在维持牵引下，术者用两手捏住骨折部，行大腿四夹板固定。因大腿肌群力大，再移位的可能性大，往往采用夹板固定加骨牵引6～8周，再行超关节夹板固定直至骨折愈合。

（二）康复治疗

在牵引期间应舒缩股四头肌，6～8周后解除牵引，继续用超关节夹板固定，指导患者练习不负重步行和关节屈伸练习。骨折愈合坚强后，再负重行走。

（三）中药治疗

早期以行气活血止痛为主，方用肢伤一方或新伤续断汤；中期以祛瘀生新、舒筋活络为主，方用肢伤二方或接骨丹；后期以补气血、壮筋骨为主，方用肢伤三方。去除外固定或手术行坚强内固定后，可予药物熏洗以促进关节功能恢复，如用海桐皮汤煎水外洗。

八、胫骨平台骨折

胫骨平台骨折可由暴力引起,膝关节在运动中较易遭受外翻应力损伤,胫骨平台骨折外侧多于内侧。伤后膝关节肿胀疼痛、活动障碍,常伴有侧副韧带和交叉韧带损伤。对塌陷和移位不明显的平台骨折多采用保守治疗,否则需要手术治疗。

(一)复位与固定

复位一般在腰麻或局部血肿内麻醉进行,患者取仰卧位。复位前,先在无菌操作下抽吸干净关节积血,取屈膝20°~30°位进行。

1. 复位

1)二人复位法

本方法适用于移位不多,关节面无挤压塌陷,或塌陷不严重的单髁骨折。以外髁为例,助手一手按于股骨下段向外侧推,同时,另一手握小腿下段牵拉并向内扳拉,使膝成内翻位,并扩大膝关节外侧间隙,利于骨折块复位。当膝外翻被矫正时,膝关节囊即紧张,可以把骨折块拉回原处。术者站于患侧,在助手牵拉同时,用拇指推压骨折片向上、向内,以进一步纠正残余移位。复位后,必须拍摄X线片,以观察复位情况。

2)三人复位法

(1)单髁骨折。以外髁为例,一助手握大腿下段,另一助手握小腿下段行对抗牵引。在纵向对抗牵引下,远端助手略内收小腿使呈膝内翻。膝内翻时,外侧关节囊若未破裂,可在紧张收缩的情况下,将骨折块拉向近侧、内侧;术者站于患侧,用两手拇指按压骨折片向上、向内复位。

(2)双髁骨折。手法复位时,两助手分别握大腿下段及小腿下段对抗牵引。牵引时,要持续强有力,术者在对抗牵引下,以两掌合抱,用大鱼际部置于胫骨内、外髁上端之两侧,相向对挤,使骨折块复位。亦可用金属加压器(Bohler splint,伯勒氏夹)夹两髁向中间复位,若复位过程有阻力或不顺利,可反复用手推挤骨折块,使之复位。复位后应加以持续牵引。

2. 固定

无移位骨折可用超关节夹板固定4~6周。有移位骨折在整复后,拍X线片,若位置满意，用超关节夹板固定。先在外髁的前下方放好固定垫，但注意勿压伤腓总神经；双髁骨折则在内、外髁前下方各置一固定垫。放好固定垫后，可用夹板做固定。若骨折块移位较多的单髁骨折或双髁骨折，整复后骨折块仍有移位趋势，可加胫骨下端或跟骨牵引，亦可选加小腿皮肤牵引，以增强骨折复位与固定的稳定性，减少继续移位。牵引一般为4周左右，重量3～5 kg；一般夹板固定6～8周。

（二）康复治疗

手术后当天即应开始足趾、踝关节和髋关节的主动活动，以及股四头肌的等长收缩练习。

术后2周，主要内容仍是髋、踝、趾关节的活动及不负重的扶拐行走。

术后4周，开始练习被动屈膝60°，拐杖行走，1/3负重。

术后6～8周，可进行负重情况下的活动度训练与肌力练习，被动屈膝到120°，增加直抬腿练习和静蹲练习，每日俯卧位屈膝使足跟触臀部，每次持续牵拉10 min。开始跪坐及蹬踏练习，增加步行和平衡能力训练。

术后3个月开始慢跑。4个月后可以开始膝环绕练习、跳上跳下练习、侧向跨跳练习。

（三）中药治疗

早期以活血化瘀为主，方用桃红四物汤；中期以祛瘀生新为主，方用肢伤二方；后期以补气血、壮筋骨为主，方用和营止痛汤，外洗可用海桐皮汤。

九、胫腓骨骨干骨折

胫腓骨骨干骨折在全身骨折中最为常见。胫骨是连接股骨下方的支撑体重的主要骨骼；腓骨是附连小腿肌肉的重要骨骼，并承担1/6的体重。骨折可由于直接暴力或间接暴力引起。根据具体情况可选择手术治疗与保守治疗。

（一）复位与固定

1. 复位

患者平卧，膝关节屈曲20°～30°，一助手用肘关节套住患者腘窝部，另一助手握住足部、沿胫骨长轴做拔伸牵引3~5 min，矫正重叠及成角畸形。若近端向前内移位，则术者两手环抱小腿远端并向前端提，一助手将近端向后按压，使之对位。若仍有左右侧移位，可同时推近端向外，推远端向内，一般即可复位。螺旋、斜形骨折时远端易向外侧移位，术者可用拇指置于胫腓骨间隙，将远端向内侧推挤；其余四指置于近端的内侧，向外用力提拉，并嘱助手将远端稍稍内旋，可使完全对位。然后，在维持牵引下，术者两手握住骨折处，嘱助手徐徐摇摆骨折远端，使骨折端紧密相插。最后以拇指和示指沿胫骨前嵴内侧面来回触摸骨折部，检查对线对位情况。根据骨折断端复位前移位的方向及其倾向性而放置适当的压力垫。

1）上1/3部骨折

上1/3部骨折时，膝关节置于屈曲40°~80°位，夹板下达内、外踝上4 cm，内外侧板上超过膝关节10 cm，胫骨前嵴两侧放置两块前侧板，外前侧板正压在分骨垫上。两块前侧板上端平胫骨内、外髁，后侧板的上端超过腘窝部，在股骨下端做超膝关节固定。

2）中1/3部骨折

中1/3部骨折时，外侧板下平外踝，上达胫骨外髁上缘；内侧板下平内踝，上达胫骨内髁上缘；后侧板下端抵于跟骨结节上缘，上达腘窝下2 cm，以不妨碍膝关节屈曲90°为宜；两前侧板下达踝上，上平胫骨结节。

3）下1/3部骨折

下1/3部骨折时，内、外侧板上达胫骨内、外髁平面，下平齐足底；后侧板上达腘窝下2 cm，下抵跟骨结节上缘；两前侧板与中1/3骨折同。

2. 固定

将夹板按部位放好后，横扎3~4道布带。下1/3骨折的内外侧板在足跟下方做超踝关节结扎固定；上1/3骨折内、外侧板在股骨下端做超膝关节结扎固定，腓骨小头处应以棉垫保护，避免夹板压迫腓总神经而引起损伤。需要配合跟骨牵引加以妥善处理，穿钢针时，跟骨外侧要比内侧高1 cm，牵引时足跟轻度内翻，恢复了小腿生理弧度，跟骨对位更稳定。牵引重量一般为3~5 kg，牵引后48 h内拍摄X线片检查骨折对位情况。

如果患肢严重肿胀或有大量水疱，则不宜采用夹板固定，以免造成压疮、感染，暂时单用跟骨牵引，待消肿后再上夹板固定。运用夹板固定时，要注意松紧度适当，既要防止消肿后外固定松动而致骨折重新移位，又要防止夹缚过紧而妨碍血运或造成压疮。并注意抬高患肢，下肢在中立位置，膝关节屈曲20°~30°，每日注意调整布带的松紧度，检查夹板、压力垫有无移位，加垫处或骨突部位有无受压而产生持续性疼痛。若骨位良好，则4~6周后拍摄X线片复查，如有骨痂生长则可解除牵引。

（二）康复治疗

1）骨折1~2周

保守治疗以过膝过踝关节石膏外固定，早期患肢功能训练以股四头肌静力收缩为主，骨折上下关节即膝、踝暂不活动，身体其他部位应积极进行功能锻炼。手术治疗患者则可尽早进行踝关节锻炼（踝泵）：用力、缓慢、全范围伸屈、旋转踝关节；髌骨被动锻炼，左右推动髌骨防止相应关节粘连。3~5天后在床上进行膝关节被动屈伸锻炼，全范围活动，以及直腿抬高练习（伸膝后直腿抬高30°），可在他人协助下，先被动练习，每日3~4次，每次做10下。

2）骨折3~6周

此期炎症反应消失，骨痂形成，骨折端已较稳定，在早期稳定骨折锻炼基础上，增加强度、踝泵、床上膝关节屈伸锻炼及直腿抬高练习均为每日4~5次，每次做20下。有条件者还可以进行电疗，每日1~2次，每次30~60 min。如全身状况允许，固定稳固的患者可下地进行全身活动，不稳定者可扶拐免负重下地活动，以恢复身体各个部位的肌力及心肺功能，减少卧床并发症。

3）骨折7周后

去除外固定后应加强关节活动范围和肌力的恢复，以及步态的协调性训练。关节活动锻炼仍然以踝关节训练、床上膝关节屈伸锻炼等主动活动为主。肌力训练分阶段进行：站立位直腿抬高训练，每日4次，每次2组，每组10个。当能轻松完成时，改为微蹲训练（0°~30°），每次持续30 s，每组20次，每次3组，每日4次；当完成不费力时，改为功率自行车训练，每次15 min，每日4次；进一步再变为功率自行车抗阻训练15 min，每日4次。步态训练方法有前后上、下台阶训练和侧方上、下台阶训练。每次应锻炼至肌肉有酸胀疲劳感为宜,充分休息后再进行下一组。

(三)中药治疗

按骨折三期辨证用药。

十、踝关节骨折

踝关节骨折多由间接暴力引起,按骨折的形态分为稳定性与不稳定性骨折两类,按骨折波及的部位范围分为单踝、双踝及三踝骨折等。伤后踝部剧烈疼痛、畸形,继而出现肿胀和皮下瘀血等。患者不能行走,严重时足部出现循环障碍。骨折发生的原因分为内翻、外翻、外旋及垂直压缩。

(一)复位与固定

1. 复位

元代危亦林早已提出牵引反向复位法。他在《世医得效方》中介绍:"或骨突出在内,用手正从监骨斗拽归外;或骨突向外,须用力拽门内。"《伤科汇纂》在此基础上加以改进,提出整拽并施复位法:"令患者坐定,以突出之足垂下,另倩一人,将膝胫抱住。如患者在左足,骨向内侧突出者,医人用两手将患足掰起,上面两大拇指按在骨陷处,下面八指托在突骨处,以两手掌揿在患足跟跗之上,两手托起,两掌揿落,略带拽势,并齐着力一来,无有不入窠臼矣。如骨突外侧者,令患人侧转,使骨突向下,用前法揣入。右足治同。如骨碎者,应用夹缚绑扎。"

根据前辈医家经验,采用具体手法如下:患者平卧屈膝,助手抱住其大腿,术者握其足跟和足背做顺势拔伸,外翻损伤使踝部内翻,内翻损伤使踝部外翻。如有下胫腓关节分离,可在内外踝部加以挤压;如后踝骨折合并距骨后脱位,可用一手握胫骨下段向后推,另一手握前足向前提,并徐徐将踝关节背伸。利用紧张的关节囊将后跟拉下,或利用长袜套套住整个下肢,下端超过足尖20 cm,用绳结扎,做悬吊滑动牵引,利用肢体重量,使后踝逐渐复位。若手法整复失败或为开放性骨折脱位,可考虑切开复位内固定,陈旧性骨折脱位则可考虑切开复位植骨术或关节融合术。

2. 固定

先在内外两踝的上方各放一塔形垫，下方各放一梯形垫，或放置一个空心垫，防止夹板直接压在两踝骨突处。用5块夹板进行固定，其中内、外、后板上自小腿上1/3，下平足跟。前内侧及前外侧夹板较窄，其长度上起胫骨结节，下至踝关节上方。夹板必须塑形，使内翻骨折固定在外翻位，外翻骨折固定在内翻位。最后可加用踝关节活动夹板（铝制或木制），将踝关节固定于90°置4～6周。兼有胫骨后唇骨折者，还应固定踝关节于稍背伸位，胫骨前唇骨折者，则固定在跖屈位，并抬高患肢，以利消肿。施行关节融合术者，固定3个月。

（二）康复治疗

踝关节骨折康复的重点在于踝关节屈伸及其肌力的训练，以最大限度地恢复其负重行走的功能。固定消肿后，在支具的保护下下床活动，患肢不负重，并加强肌力训练。骨折愈合，石膏拆除，主要进行踝关节活动的恢复训练，可采用热敷等理疗方法与运动疗法。

手术后不需固定者允许早期不负重活动。手术后当天即可开始肌肉的等长收缩，疼痛减轻后即可开始未固定关节的被动与主动活动度训练、肌肉的等张收缩。术后第2周增加趾屈伸和跖屈伸等长收缩练习。术后3周，内踝骨折做内翻肌等长练习；外踝骨折做外翻肌等长练习。术后4周左右去除固定后开始踝屈伸主动练习，练习后仍石膏固定。术后6周逐渐开始部分负重锻炼，以后逐渐增加负重，直至完全负重行走。3个月后加强踝关节屈伸练习，进行踝关节肌肉力量练习，完全负重后开始平衡、深蹲、自行车训练等。

关节面整复欠佳时，易产生创伤性关节炎，关节恢复负重时应减缓进度。小腿肌力软弱时，易使踝关节稳定性减弱而出现反复扭伤，需加强小腿肌力训练并进行平衡功能训练。

（三）中药治疗

按骨折三期辨证用药。

十一、骨盆骨折

骨盆骨折通常分为两类。

第一类是低能量伤。大部分为稳定性骨折，也指骨盆环连接性未遭到破坏的稳定性骨盆骨折，包括髂骨翼骨折，骶骨横行骨折，尾骨骨折，髂前上、下棘骨折，坐骨结节撕脱骨折，单一的坐骨支或耻骨支骨折。骨盆环连接性虽有破坏，但不在负重部位，对骨盆环的稳定性无明显的影响。包括：同侧或双侧的坐骨支、耻骨支骨折，耻骨联合分离。

第二类是高能量伤。大多为不稳定性骨折，也指邻近骶髂关节的骨折或骶髂关节脱位；前后环同时骨折指骶髂关节脱位、髂骨后部骨折合并耻骨上下支骨折、骶髂关节脱位或髂骨后部骨折合并耻骨联合分离、前后环多处骨折。

（一）复位与固定

1. 复位

盆弓无断裂或单弓断裂的骨折，多无明显移位，一般不必整复。有移位的尾骨骨折脱位可用手指伸入肛门内整复。坐骨结节骨折有移位者，使患者侧卧，保持髋伸直膝屈曲，使腘绳肌放松，骨折移位可用按压手法整复。有移位的骨盆骨折，尤其是盆环双弓断裂者，若病情许可，应采用手法复位。

复位的方法应根据骨折移位情况而定。髂骨翼外旋、耻骨联合分离者，患者仰卧，术者先纵向牵引患侧下肢以纠正半侧骨盆向上移位，然后用两手对挤髂骨部，使骨折整复。或者使患者侧卧于木板上，患侧向上，用推按手法对骨盆略加压力，使分离的骨折段复位；髂骨翼内旋、耻骨联合向对侧移位者，患者仰卧，术者先纵向牵引纠正患侧骨盆向上移位，然后以两手分别置于两侧髂前上棘向外推按，分离骨盆，使骨折段复位。

2. 固定

无明显移位的骨盆骨折，卧床3～5周即可，不必固定。髂骨翼外旋、耻骨联合分离者，手法复位后可应用多头带包扎或骨盆帆布兜悬吊固定，固定时间4～6周。骨盆向上移位者，应采用患侧下肢皮肤牵引。向上移位超过2cm者，应采用股骨髁上或胫骨结节骨牵引，牵引重量为体重1/5～1/7，牵引时间需6～8周。

（二）康复治疗

1. 稳定性骨盆骨折的康复方案

1）伤后2～3周

（1）患者需卧床休息，可进行踝泵练习，用力、缓慢、全范围反复屈伸踝关节，每5 min为1组，每日1～2组。

（2）股四头肌（大腿前侧肌群）等长练习：在不增加疼痛的前提下尽可能多做，每日500～1000次。可尽量避免肌肉萎缩，同时促进下肢血液循环。

（3）腘绳肌（大腿后侧肌群）等长练习：在不增加疼痛的前提下尽可能多做，每日500～1000次。可尽量避免肌肉萎缩，同时促进下肢血液循环。

（4）床外股四头肌肌力练习，将原坐位改为仰卧位，于双膝下垫枕以使髋微屈，双小腿悬于床外，踝部以沙袋、皮筋等作为负荷，踢腿至膝伸直位，缓慢落下，20～30次为1组，组间休息30 s，每4～6组为1大组，每日2～3大组。

2）伤后3～4周

（1）必须由专业医生确定骨折开始愈合后方可以开始轻柔的髋关节活动度练习，但必须是在床上仰卧进行，同时必须保证轻柔缓慢主动动作。不可勉强进行，更不能由非专业人员帮助暴力推拿。整个练习过程控制在无痛或微痛范围内。每组10～15次，每日2～3组。先练习髋关节屈伸，再练习内外旋，最后练习外展内收。

（2）直抬腿练习，尽量伸直膝关节后直腿抬高至足跟离床15 cm处，保持至力竭为1次，每组5～10次，每日2～3组。

（3）后抬腿练习，尽量伸直膝关节后直腿抬高至足尖离床5 cm处，保持至力竭为1次，5～10次为1组，每日2～3组。

3）伤后6～8周

（1）骨折愈合程度至牢固可侧卧时，开始侧抬腿练习，尽量伸直膝关节后直腿抬高至无痛角度，保持至力竭为1次，5～10次为1组，每日2～3组。逐渐至可达到患侧单腿完全负重站立。每次5 min，每日2次。

（2）开始前后、侧向跨步练习：要求动作缓慢、有控制、上体不晃动。力量增强后可双手提重物为负荷或在踝关节处加沙袋为负荷。20遍为1组，组间间隔30 s，连续2～4组，每日2～3次。

（3）恢复髋关节周围肌肉力量练习，要求动作缓慢、有控制，无痛或微痛，逐渐增加力度和运动量。20遍为1组，组间间隔30 s，连续2～4组，每日2～3次。

2. 骨盆不稳定性骨折的康复方案

1）卧床期

骨盆不稳定性骨折非手术治疗后患者需要卧床，卧床时间为4～6周，在此期间应以髋膝踝的活动度和双下肢肌力训练为主。手术治疗的患者依据手术方式由医生决定卧床的时间。

（1）踝泵练习。用力、缓慢、全范围反复屈伸踝关节，5 min/组，1～2组/h。

（2）股四头肌（大腿前侧肌群）等长练习：在不增加疼痛的前提下尽可能多做，每日500～1000次。可尽量避免肌肉萎缩，同时促进下肢血液循环。

（3）腘绳肌（大腿后侧肌群）等长练习。在不增加疼痛的前提下尽可能多做，每日500～1000次。可尽量避免肌肉萎缩，同时促进下肢血液循环。

（4）床外股四头肌肌力练习。将原动作的坐位改为仰卧位。于双膝下垫枕以使髋微屈，双小腿悬于床外，踝部以沙袋、皮筋等作为负荷，踢腿至膝伸直位，缓慢落下，20～30次为1个小组，小组间休息30 s，4～6小组为1个大组，每日2～3大组。同时强化上肢肌力，以维持基本身体素质，为体位转移和下地扶拐行走等做准备。但必须在床上进行，必须确保练习时骨盆无受力和移动。

2）活动期：伤后2～3周

（1）轻柔的髋关节活动度练习。但必须是在床上仰卧进行，同时必须保证轻柔缓慢主动动作。不可勉强进行，更不能由非专业人员帮助暴力推拿。整个练习过程控制在无痛或微痛范围内。10～15次为1组，每日2～3组。先练习髋关节屈伸，再练习内外旋，最后练习外展内收。

（2）直抬腿练习。尽量伸直膝关节后直腿抬高至足跟离床15 cm处，保持至力竭为1次，5～10次为1组，每日2～3组。

（3）后抬腿练习。尽量伸直膝关节后直腿抬高至足尖离床5 cm处，保持至力竭为1次，5～10次为1组，每日2～3组。

（4）骨折愈合程度至牢固可侧卧时，开始侧抬腿练习，尽量伸直膝关节后直腿抬高至无痛角度，保持至力竭为1次，5~10次为1组，每日2~3组。

3）行走期

（1）前后、侧向跨步练习，要求动作缓慢、有控制、上体不晃动。力量增强后可双手提重物为负荷或在踝关节处加沙袋为负荷。20次为1组，组间间隔30 s，连续2~4组，每日2~3次。

（2）恢复髋关节周围肌肉力量练习，要求动作缓慢、有控制，无或微痛，逐渐增加力度和运动量。20次为1组，组间间隔30 s，连续2~4组，每日2~3次。

（三）中药治疗

早期宜活血祛瘀、消肿止痛，内服活血汤或复元活血汤加减，亦可用接骨丹冲服，外用消瘀膏、消肿散或双柏散。《正体类要》说："或元气内脱，不能摄血，用独参汤加炮姜以回阳；如不应，急加附子。"若合并大出血发生血脱者，应急投独参汤加炮姜、附子；中、后期应强筋壮骨、舒筋通络，内服选用舒筋汤、生血补髓汤或健步虎潜丸，外用海桐皮汤或骨科外洗一方煎水熏洗。

第三节
儿童常见骨折的康复

儿童骨折是一种常见损伤，是指儿童骨或骨小梁的连续性以及完整性受到了破坏。由于儿童处于生长发育时期，机体内新陈代谢过程旺盛，各种器官包括骨骼系统在内，均处于一种持续性结构改变状态。儿童骨折的主要特点为青枝骨折，是指儿童的骨或骨小梁连续性仅有部分破坏，且长骨弯曲变形，畸形程度小的骨折。因而，儿童的骨折损伤与成人有许多不同。儿童骨骼无论在解剖、生理还是病理上都有其特点，损伤后的处理和康复也各异。

一、锁骨骨折

《医宗金鉴·正骨心法要旨》说:"锁子骨,经名柱骨,横卧于肩前缺盆之外,其两端外接肩解。"锁骨是有两个弯曲的长骨,位置表浅,桥架于胸骨与肩峰之间,是肩胛带同上肢与躯干间的骨性联系。锁骨呈"∽"形,内侧段前凸,且有胸锁乳突肌和胸大肌附着,外侧段后突,有三角肌和斜方肌附着,多发生在中1/3处。

(一) 复位与固定

1. 复位

患者坐位,挺胸抬头,双手叉腰,术者将膝部顶住患者背部正中,双手握其两肩外侧,向背部徐徐牵引,使之挺胸伸肩,此时骨折移位即可改善,如仍有侧方移位,可用捺正手法矫正。但此类骨折不必强求解剖复位,稍有移位对上肢功能的妨碍也不大。

2. 固定

《伤科汇纂》载《陈氏太极松腰胯十二秘传》法:"布带一条从患处绑至那边腋下缚住,又用一条从患处腋下绑至那边肩上,亦用棉絮一团实其腋下,方得稳固。"今之"∞"字绷带固定类似此法,在两腋下各置棉垫,用绷带从患侧肩后经腋下,绕过肩前上方,横过背部,经对侧腋下,绕过对侧肩前上方,绕回背部至患侧腋下,包绕8~12层,包扎后,用三角巾悬吊患肢于胸前。亦可用双圈固定法。

(二) 康复治疗

1) 伤后2周

(1) 手功能训练。患儿由于疼痛不愿意活动患肢,可以应用橡皮泥、积木等训练手功能,在患儿可以承受的范围内尽量多做。

(2) 肘关节功能。对于较大的患儿可以嘱其主动活动肘关节,包括伸直、屈曲,前臂的旋前和旋后。对于年龄较小、不合作的患儿可以应用双人掷球游戏活动肘关节。每日2次,每次20~30 min。

2）伤后2~4周

此期患儿疼痛减轻，骨折基本稳定，可以加大训练强度，继续上述训练。应用弹力带和哑铃训练患儿上肢肌力并活动肘和腕关节，每次15 min，每日2次。2~3周开始肩关节活动，肩关节伸屈、内收、外展、旋前、旋后，但避免肩关节上举和过头运动，主动和被动交替，每日1次，每次20 min。3~4周继续上述活动，肩关节活动不受限制。复查X线片，了解骨折愈合情况。被动肩关节牵伸，伸屈、旋转、内收、外展、上举，主被动交替，每日1次，每次20 min。

3）伤后5周

此期患儿骨折已基本稳定，在此期患儿肩关节角度恢复。

（1）被动牵伸肩关节。通过手法和器械使肩关节向各个方向活动，达到正常的角度。每日1次，每次20 min。

（2）主动肩关节活动。通过双人掷球等游戏鼓励患儿主动活动肩关节。每日1次，每次30 min。

（3）鼓励患儿参加户外活动，增长肌力。

（三）**中药治疗**

初期宜活血祛瘀、消肿止痛，可内服活血止痛汤或肢伤一方加减，外敷消瘀止痛膏或双柏散；中期宜接骨续筋，内服可选用新伤续断汤、续骨活血汤、肢伤二方，外敷接骨续筋药膏；中年以上患者，易因气血虚弱，血不荣筋，并发肩关节周围炎，故后期宜着重养气血、补肝肾、壮筋骨，可内服六味地黄丸或肢伤三方，外贴坚骨壮筋膏。儿童患者骨折愈合迅速，如无兼证，后期不必用药。

二、肱骨髁上骨折

肱骨下端较扁薄，髁上部处于疏松骨质和致密骨质交界处，后有鹰嘴窝，前有冠状窝，两窝之间仅为一层极薄的骨片，两髁稍前屈，并与肱骨纵轴形成向前30°~50°的前倾角。前臂完全旋后时，上臂与前臂纵轴呈10°~15°外翻的携带角，骨折移位可使此角改变而呈肘内翻或肘外翻畸形。肱动脉和正中神经从肱二头肌腱膜下通过，桡神经通过肘窝前外方并分成深浅两支进入前臂，肱骨髁上骨折时，易被刺伤或受挤压而合并血管神经损伤。

（一）复位与固定

1. 复位

肱骨髁上骨折整复手法较多，现将临床上常用的两种整复手法介绍如下。

1）整复手法一

患者仰卧，两助手分别握住其上臂和前臂，做顺势拔伸牵引，术者两手分别握住远近段，相对挤压，纠正重叠移位。若远段旋前（或旋后），应首先纠正旋转移位，使前臂旋后（或旋前）。纠正上述移位后，若整复伸直型骨折，则以两拇指从肘后推远端向前，两手其余四指重叠环抱骨折近段向后拉，同时用捺正手法矫正侧方移位，并令助手在牵引下徐徐屈曲肘关节，常可感到骨折复位时的骨擦感；整复屈曲型骨折时，手法与上述相反，应在牵引后将远端向背侧压下，并徐徐伸直肘关节。

2）整复手法二

患者仰卧，助手握患肢上臂，术者两手握腕部，先顺势拔伸，再在伸肘位充分牵引，以纠正重叠及旋转移位。整复伸直型尺偏型骨折时，术者以一手拇指按在内上髁处，把远端推向桡侧，其余四指将近端拉回尺侧，同时用手掌下压，另一手握患肢腕部，在持续牵引下徐徐屈肘。这样，桡偏或尺偏和向后移位同时可以矫正。尺偏型骨折容易后遗肘内翻畸形，是由于整复不良或尺侧骨皮质遭受挤压，而产生塌陷嵌插所致。因此，在整复肱骨髁上骨折时，应特别注意矫正尺偏畸形，以防止发生肘内翻。开放性骨折则应在清创后进行手法复位，再缝合伤口。若是粉碎性骨折或软组织肿胀严重，水疱较多而不能行手法整复或整复后固定不稳定者，可在屈肘45°～90°位置进行尺骨鹰嘴牵引或皮肤牵引，重量1～2公斤，一般在3～7天后再进行复位。

肱骨髁上粉碎骨折并发血循环障碍者，必须紧急处理，首先应在麻醉下整复移位的骨折断端，并行尺骨鹰嘴牵引，以解除骨折端对血管的压迫，如冰冷的手指温度逐渐转暖，手指可主动伸直，则可继续观察，如经上述处理无效，就必须及时探查肱动脉情况。肱骨髁上骨折所造成的神经损伤一般多为挫伤，在3个月左右才能自行恢复，除确诊为神经断裂者外，不需过早地进行手术探查。

2. 固定

复位后固定肘关节于屈曲90°～110°位置3周。夹板长度应上达三角肌中部水平，内外侧夹板下达（或超过）肘关节，前侧板下至肘横纹，后侧板远端呈向前弧形弯曲，并嵌有铝钉，使最下一条布带斜跨肘关节缚扎而不致滑脱；采用杉树皮夹板固定时，最下一条布带不能斜跨肘关节，而在肘下仅扎内外侧夹板。为防止骨折远端后移，可在鹰嘴后方加一梯形垫；为防止内翻，可在骨折近端外侧及远端内侧分别加塔形垫。夹缚后用颈腕带悬吊。屈曲型骨折应固定肘关节于屈曲40°～60°位置2周，以后逐渐屈曲至90°位置1～2周。如外固定后患肢出现血循环障碍，应立即松解全部外固定，置肘关节于屈曲45°位置进行观察。

（二）康复治疗

1. 康复管理

充分与患儿及其家人沟通，制订患儿康复计划，包括每日注意事项和康复锻炼的问题，定期随访骨科医生的时间，康复治疗的项目，功能评估的记录，落实执行情况。

2. 康复治疗

首先需明确诊断，进行治疗风险的评估，如骨折移位的问题，副损伤的问题，然后再确定具体治疗方案。

1）早期目标

主要是疼痛与肿胀，以良肢位促进回流，轻柔地被动活动手腕、手指，逐渐过渡到引导患儿抓握等主动训练来治疗。

2）中期目标

当肿胀逐渐消退以后，可适当进行红外线或者紫外线照射，此康复治疗方案可一直维持到骨折愈合，拆除固定物。一般在3～4周后。

3）后期目标

拆除固定后，开始针对患处进行康复治疗，拆除初期的肘关节一般都存在屈伸受限的情况。可进行手法治疗，采用麦特兰德关节松动手法配合中医理筋手法同时进行。康复治疗前，可进行热疗，如红外线、中药红外（超声）导入、蜡疗等物理因子治疗；康复治疗后，特别是关节活动后出现关节及周围皮肤温度升高时可以冷疗以防止异位骨化等。可主动锻炼，如提重物、屈曲训练、等速训练。关节坚硬的患者，在被动活动关节的过程中，要注意避免异位骨化的发生。一般来说早中期康复治疗得当，后期治疗时间就很短，早中期治疗困难的话，后期治疗时间也比较长。康复治疗可进行到患肘恢复肌力，关节活动度正常等，直到恢复原来功能为度。

（三）中药治疗

早期重在活血祛瘀、消肿止痛。肿胀严重、血运障碍者加用三七、丹参，并重用祛瘀、利水、消肿药物，如茅根、木通之类。中、后期内服药可停用。合并神经损伤者，应加用行气活血、通经活络之品。早期局部水疱较大者可用针头刺破，或将疱内液体抽吸，并用酒精棉球挤压干净，外涂紫药水。解除夹板固定以后，可用中药熏洗，有舒筋活络、通利关节的作用，是预防关节强直的重要措施。

三、桡尺骨干双骨折

《仙授理伤续断秘方》指出前臂"有两胻"，即尺骨和桡骨，骨折后有左右侧方移位和重叠移位。《医宗金鉴·正骨心法要旨》有更进一步的认识，指出："臂骨者，自肘至腕有正辅二根。其在下而形体长大，连肘尖者为臂骨。其在上而形体短细者为辅骨，俗名缠骨。叠并相倚，俱下接于腕骨焉。"正常的尺骨是前臂的轴心，通过上、下尺桡关节及骨间膜与桡骨相连。桡骨沿尺骨旋转，自旋后位至旋前位，回旋幅度可达150°。前臂肌肉较多，有屈肌群、伸肌群、旋前肌和旋后肌等。骨折后可出现重叠、成角、旋转及侧方移位，故整复较难。

前臂骨间膜是致密的纤维膜，几乎连接桡尺骨的全长，其松紧度是，随着前臂的旋转而发生改变。前臂中立位时，两骨干接近平行，骨干间隙最大，骨干中部距离最宽，骨间膜上下松紧一致，对桡尺骨起稳定作用；当旋前或旋后位时，骨干间隙缩小，骨间膜上下松紧不一致，而两骨间的稳定性消失。因此，在处理桡尺骨干双骨折时，为了保持前臂的旋转功能，应使骨间膜上下松紧一致，并预防骨间膜挛缩，尽可能在骨折复位后将前臂固定在中立位。

(一)复位与固定

1. 复位

患者平卧,肩外展90°,肘屈曲90°,中、下1/3骨折取前臂中立位,上1/3骨折取前臂旋后位,由两助手做拔伸牵引,矫正重叠、旋转及成角畸形。桡尺骨干双骨折均为不稳定性的时,如骨折在上1/3,则先整复尺骨;如骨折在下1/3,则先整复桡骨;骨折在中段时,应根据两骨干骨折的相对稳定性来决定。

若前臂肌肉比较发达,加之骨折后出血肿胀,虽经牵引后重叠未完全纠正者,可用折顶手法加以复位。若斜形骨折或锯齿形骨折有背向侧方移位者,应用回旋手法进行复位。若桡尺骨骨折断端互相靠拢时,可用挤捏分骨手法,术者用两手拇指和示、中、环三指分置骨折部的掌、背侧,用力将尺、桡骨间隙分到最大限度,使骨间膜恢复其紧张度,向中间靠拢的桡、尺骨断端向桡、尺侧各自分离。手法整复失败者,可切开整复内固定。

2. 固定

若复位前桡尺骨相互靠拢者,可采用分骨垫放置在两骨之间,若骨折原有成角畸形,则采用三点加压法。各垫放置妥当后,依次放上掌、背、桡、尺侧夹板,掌侧板由肘横纹至腕横纹,背侧板由鹰嘴至腕关节或掌指关节,桡侧板由桡骨头至桡骨茎突,尺侧板自肱骨内上髁下达第五掌骨基底部,掌背两侧夹板要比桡尺两侧夹板宽,夹板间距离约1 cm。缚扎后,再用铁丝托或有柄托板固定,屈肘90°,三角巾悬吊,前臂原则上放置在中立位,固定至临床愈合,成人6~8周,儿童4~8周。

(二)康复治疗

1)非手术治疗的康复

桡尺骨骨干骨折非手术治疗需要支具或石膏固定,固定范围根据骨折的具体部位可能累及肘关节和(或)腕关节。

(1)伤后1周。

鼓励患儿活动上肢未被固定的关节,年龄较小的患儿应用玩具诱导其运动,每次至少30 min,每日1次。

（2）伤后1～2周。

继续上述训练，并增加活动量，每日2次，每次30 min。

（3）伤后3～4周。

继续上述训练，使用有重量的玩具或哑铃、弹力带在患儿主动运动时增加阻力，以提高肌力。临时去除外固定应用Ⅰ～Ⅱ级关节松动术被动活动肘关节和腕关节，每日1次，每次10 min。

（4）伤后4～6周。

继续上述治疗，此期可以完全去除外固定，应用Ⅰ～Ⅳ级关节松动术被动活动肘关节和腕关节，每日2次，每次15～20 min。增加抗阻主动运动，恢复上肢肌力。

2）手术后的康复

（1）手术后1周。

鼓励患儿活动肘关节和腕关节，年龄较小的患儿应用玩具诱导患儿运动，每日1次，每次至少30 min。

（2）手术后1～2周。

继续上述训练，并增加活动量，每日2次，每次30 min。

（3）手术后3～4周。

继续上述训练，使用有重量的玩具或哑铃、弹力带在患儿主动运动时增加阻力，以提高肌力。应用Ⅰ～Ⅱ级关节松动术被动活动肘关节和腕关节，每日1次，每次10 min。

（4）手术后4～6周。

继续上述治疗，应用Ⅰ～Ⅳ级关节松动术被动活动肘关节和腕关节，每日2次，每次15～20 min。增加抗阻主动运动，恢复上肢肌力。

（三）中药治疗

按骨折三期辨证用药，若尺骨下1/3骨折愈合迟缓时，要着重补肝肾、壮筋骨以促进其愈合；若后期前臂旋转活动仍有障碍者，应加强中药熏洗。

四、股骨头骨骺滑脱

股骨头骨骺滑脱是青少年常见的髋关节疾病，表现为股骨头骨骺通过骺板或骺板下产生向后下方向移位，极易造成股骨头坏死、发育性内翻畸形等问题，易导致患儿日后功能障碍。

（一）复位与固定

轻度滑移者，早期可外展、内旋位牵引患肢，4周后改为长夹板外固定。如滑移较明显、完全滑移者，应考虑手术治疗。

（二）康复治疗

1. 非手术治疗康复

非手术治疗需要髋关节人字石膏或支具固定，在固定期间，对于年龄较小不能配合治疗者，应用玩具诱导患儿活动未受伤的下肢和双侧上肢。较大的患儿可以嘱其主动活动踝关节，做踝泵训练，在患儿可以耐受的情况下尽量多做。3~4周后可以拆除外固定，此时应用Ⅰ~Ⅳ级关节松动术被动活动髋关节和膝关节，恢复正常活动范围。通过影像学检查了解骨折愈合情况，练习坐起和站立。5~6周后继续训练站立，并通过重心转移恢复平衡功能，并恢复正常步态。

2. 手术治疗的术后康复

手术后如果内固定稳定，在患儿可以耐受情况下保持髋关节中立位。

1）手术后1天~1周

较小的患儿由治疗师进行踝关节被动活动，每次20 min，每日2~3次。较大的患儿做踝泵训练，尽量多做。

2）手术后1~2周

被动活动踝关节和膝关节，每次15 min，每日3~4次。应用Ⅰ~Ⅱ级关节松动术被动活动髋关节，每次10 min，每日1次。

3）手术后3~4周

继续上述训练，适当延长训练时间。训练患儿坐起并训练重心转移。通过坐位直抬腿、俯卧位勾腿训练下肢肌力，每组20次，每日4~6组。

4）手术后4～6周

应用Ⅰ～Ⅳ级关节松动术被动活动髋关节，继续肌力训练。坐位和平卧位直抬腿、俯卧位后伸腿、侧位抬腿，每组20次，每日4～6组。站立训练、平衡、台阶训练，每次30 min，每日2次，使患儿获得正常下肢活动能力。

（三）中药治疗

治疗本病多以中药外用为主，以活血通络，改善局部血液循环，促进骨骺损伤愈合。

第四节 老人常见骨折的康复

老年人骨折的特点为多发生在干骺端，即密质骨与松质骨交界处，以及脊柱椎体的压缩性骨折等。老年人骨折后重在并发症的预防和康复治疗。

一、肱骨外科颈骨折

肱骨外科颈位于解剖颈下2～3 cm处，相当于肱骨大小结节下缘与肱骨干的交界处，为松质骨和密质骨的交界处，易发生骨折。此类骨折临床上较常见，多为间接暴力所致，常因跌倒时手掌或肘部先着地，暴力传达至肱骨外科颈而引起骨折，偶有因直接暴力打击肩部而引起骨折。治疗上，对于骨折移位严重、粉碎性骨折、经手法复位不成功或治疗较晚不能手法复位者，常选用切开复位钢板内固定术。但由于骨折靠近肩关节，手术后肩关节长期制动，导致瘢痕形成挛缩、僵硬的发生率较高，从而影响治疗效果。因此，术后进行系统的功能康复训练尤为必要。

（一）复位与固定

1. 复位

患者坐位或卧位，一助手用布带绕过腋窝向上提拉，屈肘90°，前臂中立位，另一助手握其肘部，沿肱骨纵轴方向牵拉，纠正缩短移位，然后根据不同类型再采用不同的复位方法。

1）外展型骨折

术者双手握骨折部，两拇指按于骨折近端的外侧，其他各指抱骨折远端的内侧向外捺正，助手同时在牵拉下内收其上臂即可复位。

2）内收型骨折

术者两拇指压住骨折部向内推，其他四指使远端外展，助手在牵引下将上臂外展即可复位，如成角畸形过大，还可继续将上臂上举过头顶；此时术者立于患者前外侧，用两拇指推挤远端，其他四指挤按成角突出处，如有骨擦感，断端相互抵触，则表示成角畸形矫正。对合并肩关节脱位者，有些可先整复骨折，然后用手法推送肱骨头；亦可先持续牵引，使肩盂间隙加大，纳入肱骨头，然后整复骨折。

2. 固定

长夹板三块，下达肘部，上端超过肩部，夹板上端可钻小孔系以布带结，以便做超关节固定。短夹板一块，由腋窝下达肱骨内上髁以上，夹板的一端用棉花包裹，呈蘑菇头样，即成蘑菇头样大头垫夹板。在助手维持牵引下，将棉垫3~4个放于骨折部的周围，短夹板放在内侧，若内收型骨折，大头垫应放在肱骨内上髁的上部；若外展型骨折，大头垫应顶住腋窝部，并在成角突起处放一平垫，三块长夹板分别放在上臂前、后、外侧，用三条横带将夹板捆紧，然后用长布带绕过对侧腋下用棉花垫打好结。对移位明显的内收型骨折，除夹板固定外，尚可配合皮肤牵引3周，肩关节置于外展前屈位，其角度视移位程度而定。

（二）康复治疗

初期先让患者握拳，屈伸肘、腕关节，舒缩上肢肌肉等，3周后练习肩关节各方向活动，活动范围应循序渐进，每日练习十多次。一般在4周左右即可解除外固定。后期应配合中药熏洗，以促进肩关节功能恢复。练功活动对老年患者尤为重要。

(三) 中药治疗

初期宜活血祛瘀、消肿止痛,内服可选用和营止痛汤、活血止痛汤、肢伤一方加减,外敷消瘀止痛药膏、双柏散。老年患者因其气血虚弱,血不荣筋,易致肌肉萎缩,关节不利,故在中后期宜养气血、壮筋骨、补肝肾,还应加用舒筋活络、通利关节的药物,内服可选用接骨丹、生血补髓汤或肢伤三方加减,外敷接骨续筋膏和接骨膏等。解除固定后可选用海桐皮汤、骨科外洗一方、骨科外洗二方熏洗。

二、桡骨远端骨折

桡骨远端骨折是发生于旋前方肌近侧缘以远部位的骨折,包括伸展型(Colles骨折)、屈曲型(Smith骨折)两种。最常见的为Colles骨折,好发于中老年人,多发生于跌倒时手撑地后或被直接暴力打击所致。外伤后见腕疼痛肿胀,尤其是掌屈活动受限。骨折移位严重者,可出现餐叉状畸形或枪上刺刀样畸形。尺骨茎突轮廓消失,腕部增宽,手向桡侧移位,尺骨下端突出,桡骨茎突上移达到或超过尺骨茎突水平。桡骨远端有压痛,可触及向桡背侧移位的骨折端,粉碎性骨折处可产生骨擦音。

(一) 复位与固定

1. 复位

患者坐位,老年人则以平卧位为佳,肘部屈曲90°,前臂中立位。整复骨折线未进入关节、骨折段完整的伸展型骨折时,一助手把住上臂,术者两拇指并列置于远端背侧,其他四指置于其腕部,扣紧大小鱼际肌,先顺势拔伸2~3 min,待重叠移位完全纠正后,将远段旋前并利用牵引力,骤然猛抖,同时迅速尺偏掌屈,使之复位;若仍未完全整复,则由两助手维持牵引,术者用两拇指迫使骨折远段尺偏掌屈,即可达到解剖对位;整复骨折线进入关节或骨折块粉碎的伸直型骨折时,则在术者和助手拔伸牵引纠正重叠移位后,术者双手拇指在背侧按压骨折远端,双手余指置于近端的掌侧端提近端向背侧,以矫正掌背侧移位，同时使腕掌屈、尺偏，以纠正侧方移位。

整复屈曲型骨折时，由两助手拔伸牵引，术者可用两手拇指由掌侧将远段骨折片向背侧推挤，同时用示、中、环三指将近段由背侧向掌侧压挤，然后术者捏住骨折部，牵引手指的助手徐徐将腕关节背伸，使屈肌腱紧张，防止复位的骨折片移位。

2. 固定

伸展型骨折先在骨折远端背侧和近端掌侧分别放一平垫，然后放上夹板，夹板上端在前臂中、上1/3，桡、背侧夹板下端应超过腕关节，限制手腕的桡偏和背伸活动。屈曲型骨折则在远端的掌侧和近端的背侧各放一平垫，桡、掌侧夹板下端应超过腕关节，限制桡偏和掌屈活动，扎上三条布带，最后将前臂悬挂胸前，保持固定4~5周。

（二）康复治疗

固定期间积极做指间关节、指掌关节屈伸锻炼及肩肘部活动。解除固定后，做腕关节屈伸和前臂旋转锻炼。

（三）中药治疗

早期治则是活血祛瘀、消肿止痛，中后期着重养气血、壮筋骨、补肝肾。解除固定后，均应用中药熏洗以舒筋活络，通利关节。

三、股骨颈骨折

股骨颈骨折是指股骨头下与股骨颈基底部之间的骨折，约占全身骨折的3.58%。随着社会的日益老龄化，此类骨折的发病率逐渐提高。

股骨颈骨折是内外因共同作用的结果。其内因为老年人股骨颈骨质疏松，再加之股骨颈细小，故不需太大外力即可造成骨折；其外因则多由摔倒后臀部触地所致，或下肢突然扭转而骨折。青壮年患者一般不发生股骨颈骨折，常需较大暴力才能发生骨折，如车祸、高空坠落等。

股骨颈骨折可分为若干类型，通常从骨折的发生部位，骨折线的走行及骨折断端之间的相互关系等不同角度出发归类，各有其优势，综合使用分析不同的分类方法，对于选择最优化的治疗方案和判断预后，具有重要的意义。股骨颈骨折常用的分类方法是按骨折部位分类，可分为头下型、颈中型和基底部型三种。前两者的骨折线均在关节囊内，故称囊内骨折；后者骨折线的后部在关节囊外，称囊外骨折。移位较多的囊内骨折，血供破坏较大，易发生骨折不愈合、股骨头缺血性坏死。而基底部骨折则由于血供较好，故愈合率较高。

（一）复位与固定

1. 复位

股骨颈骨折时，常使用的复位方法有以下2种。

1）手牵足蹬法

《伤科汇纂》说："令患人仰卧于地，医人对卧于患人之足后，两手将患脚拿住，以右足伸竿患人胯下臀上，两手将脚拽来，用足竿去，身子往后卧倒，手足身子并齐用力，则入窠臼矣。"此法适合于有移位的股骨颈骨折和髋关节脱位。

2）屈髋屈膝法

患者仰卧，助手固定骨盆，术者握其腘窝，并使膝、髋均屈曲90°，向上牵引，纠正缩短畸形，然后伸髋内旋外展以纠正成角畸形，并使折面紧密接触。（复位后可做手掌试验，如患肢外旋畸形消失，表示已复位）。为了减少软组织损伤，保护股骨头的血运，近年来已较多采用骨牵引逐渐整复法，若经骨牵引后仍未完全复位，还可配合轻柔的手法整复剩余的轻度移位。

2. 固定

无移位或嵌插骨折可用丁字鞋或轻重量皮肤牵引制动6~8周。移位骨折则可选用持续牵引维持固定或三翼钉内固定，并保持患肢于外展中立（或稍内旋）位。持续牵引需较长的卧床时间，内固定可早期离床活动，提高了骨折愈合率，从而减少因长期卧床而发生的并发症。

（二）康复治疗

骨折临床处理后当天，即应开始进行患肢（趾）、踝的主动运动和股四头肌的静力性收缩练习。1~2周以后，在不引起疼痛的前提下，可以开始髋关节周围肌肉的等长练习。到第5~6周，可以练习在床边坐、小腿下垂或踏在小凳上。

8周以后，可逐步增加下肢内收、外展，坐起，躺下等主要练习，股四头肌抗阻练习，恢复膝关节屈伸活动范围的练习。

骨折愈合进入恢复期，可做部分负重的站立练习，逐步过渡到充分负重的站立练习；增加双下肢交替负重的主要运动练习以及缓慢的原地踏步练习，逐步增加患肢负重练习，增加负重肌肌力；做髋部肌肉，尤其是伸髋肌及外展肌的抗阻练习。在站立练习的基础上依次做不负重、部分负重及充分负重的步行练习，并从持双拐步行逐步进展到健侧单拐及患侧持拐步行，再逐步提高下肢行走功能，直至完全负重的正常活动。

（三）中药治疗

无移位骨折或嵌插骨折，若初期瘀肿不甚，可按骨折三期辨证施治，提前使用补肝肾、壮筋骨药物。老年患者出现并发症要细心观察，不能大意。用药时应按病情的标本轻重缓急，分析矛盾的主次；强调整体观念。把保护生命放在老年患者治疗的首位。

四、股骨粗隆间骨折

股骨粗隆间骨折亦称转子间骨折，是指由股骨颈基底至小粗隆水平以上部位发生的骨折，也是老年人常见的损伤，患者平均年龄70岁。其骨折的发生率与股骨颈骨折基本相同，但由于粗隆部血运丰富，骨折后极少不愈合，但容易发生髋内翻。高龄患者长期卧床引起并发症较多，病死率为15%～20%。

（一）复位与固定

无移位骨折可采用丁字鞋制动或悬重3～5 kg持续牵引6～7周。有移位骨折着重纠正患肢缩短和髋内翻，应采用手法整复（与股骨颈骨折同）。整复后，采用持续牵引、悬重6～8周，固定患肢于外展中立位8周（稳定性骨折）至10周（不稳定性骨折）。固定期间，应注意不盘腿，不侧卧，经常做患肢肌肉运动和全身锻炼。解除牵引后，可扶双拐做不负重步行锻炼，尤其是不稳定骨折，应通过临床、X线片证实骨折愈合后才可逐步负重。

（二）康复治疗

1. 康复目标

最大限度地恢复髋关节负重功能，保护股骨粗隆间骨折手术后位置，减轻局部疼痛及炎症反应，恢复髋关节活动度，促进骨折早期愈合。

1）住院期间的康复目标

维持术后骨折断端位置稳定，减轻疼痛及炎症反应，减少并发症发生。

2）出院后的康复目标

逐渐恢复髋关节的活动度，避免再次骨折错位，促进骨折早期愈合，避免髋内翻，最大限度地恢复下肢负重功能。

2. 术前康复功能锻炼目的

功能锻炼是从患者住院躺在床上开始，康复师就开始进行康复指导，让患者了解术后康复的一般程序，掌握功能锻炼的方法，包括踝关节背屈和跖屈活动及股四头肌的收缩舒张等长训练。

1）患肢踝关节主动背屈和跖屈活动具体方法

患者平躺在床上，保持膝关节伸直，踝关节经匀速的节奏做跖屈和背屈活动1次，1次10 s，每日3～4次，初次5～10下，以后逐渐增加次数。

2）股四头肌的肌力锻炼具体方法

股四头肌缓慢有节奏地尽最大力量收缩、然后放松为1次，训练的时间同踝关节活动相同，以不引起肌肉疲劳为宜。可先教会患者做健肢相应的训练，然后在患肢同样进行。

3. 术后康复训练

术后康复训练可以巩固手术治疗效果，能最大限度地恢复其肢体功能，也是预防术后下肢静脉血栓形成的重要手段。

1）术后早期（手术后1～3天）

术后当天麻醉消失后就可以开始指导患者继续行踝关节背屈和跖屈活动及股四头肌的收缩舒张等长训练。做踝关节训练时手放于患肢足底，感受活动力度。做股四头肌训练时手握拳放于患肢膝下，感受肌力强度。

2）术后中期（术后3～5天）

患者可摇高床头30°～50°，行患肢小腿抬高训练和屈髋屈膝训练。

（1）抬高训练具体方法：患者平卧或坐位，足尖朝上绷紧患肢腿部肌肉，缓慢直腿抬高，保持悬空5～10 s，然后放下，每日3～4次，初次5～10下，以后逐渐增加次数。

（2）屈髋屈膝训练具体方法：缓慢移动患肢足向近心端回收，稍感疼痛时停止5～10 s，再缓慢移回床尾。但要注意的是屈髋不可大于90°。足跟不能在床面上摩擦，易造成压疮。训练方法及时间同直腿抬高训练。继续鼓励患者进行患肢踝关节的主动运动。

3）术后晚期（术后5天至出院）

根据患者病情、手术情况及配合程度，同医生制定下床练习步行时间，提前一天告知患者及家属，准备合适的鞋和衣服。

帮助患者下床，下床时，患者先移至健侧床边，健侧腿先离床并使脚着地，患肢外展，由他人协助抬起上身使患肢离床。患者下床后先扶助行器坐于床旁15～30 min，以适应体位改变。无不适后再扶助行器站起行走。上床时，按相反方向进行，即患肢先上床。

使用助行器方法：将助行器向前推，先迈健肢，患肢可不负重小迈一步跟上，如此反复。功能锻炼应循序渐进，量力而行，以不感到疲劳为度。初期使用助行器和拐杖时必须有家属在侧陪同。地面湿滑时应回避，避免二次骨折。

4. 出院康复指导

继续有效的功能锻炼，嘱患者养成良好的起居习惯，促进机体康复。饮食上鼓励患者补充钙质，多食牛奶及奶制品、豆类等含钙较高的食品，定期门诊复查，如有不适及时就医。加大髋关节内收外展、内旋外旋功能锻炼的角度。根据不同股骨粗隆间骨折类型、固定的坚固程度，逐渐恢复到正常的负重行走。可以进行下蹲、扎马步等训练。

（三）中药治疗

与股骨颈骨折相仿，但早期尤应注意采用活血祛瘀、消肿止痛之品。老人体衰，气血虚弱，不宜重用桃仁、红花，应用三七、丹参等，祛瘀而不伤新血。

五、胸腰段椎体骨折

脊柱胸腰段椎体骨折是临床常见骨折之一，腰椎的后关节粗大而坚强，关节面呈弧形，其上关节突从外侧和前方抱住下关节突，加之椎后韧带较坚强，因此腰椎亦较稳定。根据生物力学原理，骨折最易发生的部位之一是活动度较大与相对固定的解剖位置，故脊柱骨折及骨折脱位最常发生在胸椎与腰椎交界处，临床上把第11胸椎至第1腰椎称为脊柱的胸腰段。胸腰段椎体具有较大的活动度，又是胸椎后凸与腰椎前凸的转折点，脊柱屈曲是以胸腰段为屈曲的顶点，因此最易由传导暴力造成屈曲型和屈曲旋转型损伤。

（一）复位与固定

胸腰段椎体骨折根据骨折类型不同，其复位与固定方法不同。

1）屈曲压缩型骨折

目前常用的整复方法有以下2种。

（1）早期快速过伸复位，石膏背心或各种腰背过伸器具固定，配合适当的背伸肌锻炼。复位的方法有牵引过伸按压法、二桌复位法、双踝悬吊复位法、肾托法等。

（2）自身复位功能疗法（垫枕练功法）。该法简便，安全可靠、功能恢复快，合并症少；还能发挥患者在复位和治疗中的主动作用。该方法利用躯干重力和杠杆原理使脊柱保持稳定的背伸，循序渐进地复位。以背伸肌为动力，通过被拉紧的前纵韧带和椎间盘纤维环张力，使压缩的椎体逐渐张开，骨折的畸形得以矫正。背伸肌力的加强，即在脊柱后部形成一个有力的肌肉夹板，对脊柱的稳定起重要的作用。此法可避免长期石膏固定的痛苦，避免骨质疏松。由于坚持背伸肌锻炼，慢性腰背痛等骨折后遗症也明显减少，同时也可以改善全身血液循环，早期消除全身症状，增加饮食，增强体力，有利于患者的康复。

2）爆裂性骨折

椎体无明显楔变或CT扫描椎管无改变者可卧床，石膏背心或其他固定器械外固定10～20周，卧床过程中，可以循序渐进地进行腰背肌锻炼，直至骨折愈合。若椎体已楔变，或CT扫描椎体后壁塌陷而挤入椎管，硬脊膜受压，则宜早期切开复位，减压加内固定术。由于脊髓的压迫来自前方，故传统的椎板减压的适应证范围越来越小，多主张前路减压加植骨融合和坚强的内固定。

3）安全带型损伤

Chance骨折多属稳定性骨折，首选非手术治疗。卧床休息，锻炼腰背肌等；亦有主张行反张牵引复位，石膏背心固定6～8周，后改硬腰围下地，待X线片证实骨折愈合，可去除外固定。有的学者认为加速治疗过程和避免后遗畸形，可行切开复位，选择具有加压固定的器械，如哈氏棒（Harrington）、Dick钉等。若伴有神经损伤，相邻椎体不稳定性骨折，合并骨折-脱位或后方分离以及椎间关节破坏的，应手术复位内固定。该型损伤腹部脏器损伤的并发症较常见，临床上应加以注意。

（二）康复治疗

骨折整复固定后，应鼓励患者早期进行四肢及腰背肌锻炼。行石膏及支架固定者，应早期进行背伸及伸髋活动。严重患者也不应绝对卧床，为防止褥疮，应在1～2h内帮助患者翻身1次，同时进行按摩。一旦病情稳定，患者有力，即可开始练功活动，轻者8～12周可下地活动，但应避免弯腰动作，12周后即可进行脊柱的全面锻炼，常用的方法有仰卧位的五点支撑法、三点支撑法和四点支撑法；俯卧位的有交替的头胸和下肢后伸及飞燕点水式。

（三）中药治疗

早期主要在于调理内伤，如肠胃气滞，腹胀、呕吐者，宜行气活血导滞，可内服腰伤一方或顺气活血汤加减；如气滞血瘀，腑气不通，大便秘结，治宜行气导滞，通腑祛瘀，可用大成汤或桃核承气汤；若大便干结难下，可润肠通便，用芒硝15 g或蜂蜜30 g冲服，或番泻叶10 g焗服。中期全身症状消除，胃肠功能恢复，治宜续骨活络，内服接骨七厘片、接骨丹或腰伤二方。

后期腰背筋脉不舒，局部板硬疼痛。可舒筋活络，内服伸筋片、筋骨痛消丸。证属肝肾亏损、气血不足者，应滋补肝肾，补气养血，可内服补肾活血汤、十全大补汤。外贴伸筋膏、狗皮膏。

第四章
筋伤的康复

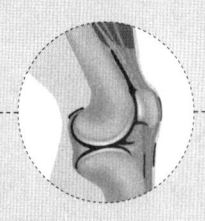

第一节 筋伤的康复概述

人体骨骼周围均有软组织环绕，这些软组织包括皮肤、皮下组织、肌肉、肌腱、筋膜、韧带、滑囊、关节囊和神经、血管等。这些软组织因暴力撞击、强力扭转、牵拉压迫，或因不慎跌仆闪挫，或因体虚、劳累过度以及持续活动经久积劳等原因所引起的损伤，而无骨折、脱位的，均称为软组织损伤。另外因各种暴力或慢性劳损而造成关节部位的微动错缝，也包括在软组织损伤的范围之内。而软组织损伤属于中医的"筋伤"范畴。

中国传统医学认为筋具有连属关节、络缀形体，主司关节运动的功能。筋伤后由于创伤后血肿导致局部血瘀气滞，经络不通引起疼痛；局部脉络损伤血溢脉外形成血肿或局部血瘀气滞，气机不畅，气血流通受阻，运化失常，水湿瘀血停留于肢体局部而引起肿胀、疼痛。《素问·阴阳应象大论》中"气伤痛，形伤肿"，"气无形，血有形，气为血帅，血随气行，气先伤及于血，或血先伤及于气；先痛而后肿为气伤形，先肿而后痛为形伤气，气血两伤，多肿痛并见"，明确指出损伤之症多伤及气血，伤气则气滞，伤血则血瘀，气滞能使血瘀，血瘀能阻气行，以致病变为血滞于肌表而青紫、肿痛。故软组织扭挫伤，表现为局部肿胀、瘀斑、疼痛、活动受限，其主要病机是气滞血瘀，脉络不通。

在暴力作用下，通过不同的机制和部位，严重的软组织损伤有时可以合并骨折、脱位及内脏器官的损伤，反过来，在骨折与脱位时，也必然地引起周围软组织的损伤。因此在临床处理中要多注意，及时治疗合并软组织损伤。软组织损伤典型表现为局限性疼痛，深呼吸、咳嗽时加剧。闭合性损伤可见胸壁皮肤瘀斑，局部血肿。开放性损伤可见胸壁伤口，伤口的类型由于致伤物不同而表现各异。

擦伤的伤口皮肤表面有擦痕，同时伴有组织液渗出，点状出血；挫裂伤的伤口边缘不整齐，周围组织挫伤较重；刺伤的伤口小而深，有时可见伤口内遗留的致伤物；切伤的伤口多呈直线状，边缘整齐，周围组织损伤较轻，出血较多；火器伤的伤口周围组织损伤较大，污染较重，致伤物可遗留在胸壁组织内。如合并胸廓骨折、胸膜和胸内脏器的损伤，则有相应的症状和体征。

一、病因病机

（一）外因

1. 外力伤害

外力伤害包括以下3种。

（1）直接暴力：直接作用于人体。

（2）间接暴力：远离作用部位。

（3）持续劳损：反复长期作用于人体某一部位的较小的外力。如久行、久卧、久坐，或长期使用不正确的姿势工作，或不良生活习惯而导致人体某一部位长时间过度用力。

2. 风寒湿邪侵袭

外感六淫邪气与软组织损伤疾患关系密切，如急性损伤的风寒湿邪侵袭，可使急性软组织损伤缠绵难愈或使慢性软组织损伤症状加剧。

（二）内因

内因指受人体内部因素影响而致软组织损伤的因素。

1. 年龄

少儿：扭伤、错缝、桡骨小头半脱位等。

青壮年：肌肉的撕裂、断裂伤。

老年人：关节劳损、肌肉粘连、活动功能障碍等。

2. 体质

体质因素与先天因素和后天因素密切相关。

3. 局部解剖结构

（1）局部解剖结构的正常与否对软组织损伤有影响，解剖结构正常，承受外界伤害的能力越强。

(2) 局部解剖结构本身的强弱对软组织损伤有影响。

4. 职业

职业不同，所处环境和工作性质不同，软组织损伤也不同。手部频繁劳动者易发生手及腕部损伤；建筑工人、煤矿工人等常常弯腰的工作者，腰部慢性损伤多见；关节活动范围过度如舞蹈演员、体操运动员、杂技演员等易发生关节扭伤。

二、软组织损伤的分类

(一) 按受伤的性质分类

1. 扭伤

扭伤是在非正常外力的作用下，使关节的生理活动超出正常范围后，肌肉、肌腱、韧带等组织被过度拉伸而造成的损伤。

2. 挫伤

挫伤是直接暴力使软组织因挤压和碾轧受损。

3. 撕裂和断裂伤

撕裂和断裂伤是由于较大的作用使韧带、关节囊、肌腱等部分或完全断裂的损伤。有外力直接造成的，也有肌肉瞬间收缩过猛导致的，也有疲劳性质的。

(二) 按受伤时间分类

1. 急性损伤

损伤在2周以内，局部疼痛、肿胀、皮下组织瘀血或血肿、功能障碍明显。

2. 慢性损伤

慢性损伤通常损伤时间在2周以上，多因急性损伤后未及时治疗或治疗方法不当而转变来的，也有相当一部分是姿势不良、受凼、重复性劳动导致的慢性劳损性损伤。

(三) 按受伤后有无皮肤破损分类

1. 开放性损伤

开放性损伤是刀具切割、枪击、爆炸等造成的皮肤破损面有创面与外界相通的软组织损伤。此类损伤容易继发感染，所以创面应及时做外科清创。

2. 闭合性损伤

扭挫伤多属此类。损伤局部皮肤完整，无明显创面，皮下有瘀血肿胀。

（四）按受伤后累及的部位多少分类

扭挫伤和切割伤多见单一部位；而身体不同部位受到损伤后，比较严重的会合并神经、血管及内脏等组织的损伤。

三、临床表现

主要临床表现是疼痛、肿胀和功能障碍，但是因外力大小、性质和程度不同，症状多和损伤的程度和部位有关。

1. 疼痛

急性损伤：疼痛剧烈。

慢性损伤：疼痛缓和，多为胀痛、酸痛。与活动部位有关神经挫伤，则为麻木感和电灼样放射痛；肌肉、神经血管损伤后疼痛立刻发作，持续而剧烈；肌腱、筋膜、肋软骨等损伤后疼痛常在突然发作后缓解一段时间，而后又渐加重。

2. 肿胀

伤后血管破裂形成血肿、肿胀，局部青紫色的瘀血斑，局部出血量多，局部形成血肿，有波动感，血管未破，神经反射反应引起血管壁通透性增加形成肿胀。肿胀程度与损伤程度有关，外力小，程度轻，肿胀轻；外力大，程度重，肿胀重。

潜行剥脱伤：较大面积碾挫伤，损伤面积大且出液多，肿胀发生于浅表层，伴体位性水肿。

3. 畸形

由于肌肉、韧带断裂收缩等所致。

4. 功能障碍

损伤后，肢体的运动和活动范围及肌肉等损伤部位的诊断意义重大。神经损伤后，引起支配区域感觉障碍或肢体功能丧失。主动活动障碍而被动活动正常，一般因神经、肌肉、肌腱损伤引起；主动活动与被动活动均障碍，因损伤后肌肉、肌腱、关节囊粘连挛缩引起。

四、临床检查

无论是急性筋伤还是慢性筋伤，均要仔细确定主要的压痛点，压痛部位往往就是损伤所在部位，对于慢性筋伤患者尤为重要。同时要注意检查关节活动功能情况及关节有无异常活动，对于严重筋伤患者，必要时可做X线片检查，以排除骨折和脱位。

五、中医药治疗

药物治疗应从整体着眼，辨病与辨证相结合，将筋伤的发生、发展、转归的连续性及阶段性与三期辨证分治用药结合起来。

（一）中药治疗

1. 中药内治法

（1）筋伤初期因气滞血瘀较甚，肿痛明显，治宜活血化瘀、行气止痛。多选用桃红四物汤、复元活血汤、血府逐瘀汤、云南白药、七厘散、柴胡疏肝散等。

（2）筋伤中期，患处肿痛初步消退，但筋脉拘急并未完全消除，治宜舒筋活血、和营止痛。可选用舒筋活血汤、和营止痛汤、定痛和血汤、补筋丸等。

（3）筋伤后期及慢性筋伤，因损伤日久，而耗损气血，肝肾亏虚，又常兼风寒湿邪侵袭，局部疼痛乏力，活动功能障碍，阴雨天则症状加重，或有肌肉萎缩，麻木不仁，治宜养血活络、补益肝肾、强壮筋骨、祛风宣痹为主。多选用大活络丹、小活络丹、独活寄生汤、补肾壮筋汤、麻桂温经汤等。

2. 中药外治法

（1）筋伤初期和中期宜消瘀退肿、理气止痛，常用外用药有消瘀止痛药膏、三色敷药、定痛散等；若红热较明显者，宜消瘀清热、解毒退肿，可外敷四黄散、清营退肿膏等；症状较轻者宜舒筋活血，可用跌打万花油、茴香酒等搽局部。

（2）筋伤后期及慢性筋伤，疼痛持续不愈、活动功能欠利者，以活血止痛为主，用宝珍膏、万应膏等；若患处苍白不温、肌筋肿硬拘挛，宜温经止痛、滑利关节，可用四肢损伤洗方、八仙逍遥汤、海桐皮汤等熏洗方煎汤熏洗患肢；陈伤隐痛及风寒痹痛者，宜温经散寒、祛风止痛，可用腾药、熨风散等蒸热后在患处做腾熨。

（二）针灸与推拿

针灸与推拿是治疗筋伤的常用中医疗法，治疗原则为标本兼治。根据筋伤部位的不同，选取不同的穴位进行针灸治疗，选穴多遵循"以痛为腧，循经取穴"的原则，多采用局部痛点阿是穴联合主要循经络穴位的方法，既可发挥通络止痛，又可起到舒筋活络的功效，标本兼治。推拿手法多根据部位的不同，初以扶揉法，后逐渐予以滚法、揉法、摩法、擦法、抹法、抖法、振法、按法、点法、捏法、拿法、扳法、拔伸法等手法治疗，舒筋通络，活血消瘀。

六、康复评定

软组织损伤的康复评定主要在于临床症状和损伤后的肢体运动感觉功能。早期疼痛和压痛是评估的主要目标，由于反向性的肌肉松弛与感觉神经的传导暂停，疼痛较轻，所以检查较易，一旦肿胀和疼痛加重或肌肉发生痉挛，则检查困难。及时明确疼痛的性质和程度，压痛点的位置、范围、深度和程度等使诊断清楚，利于正确地治疗。局部的肿胀、畸形可以从外观确定。如果肿胀部位有异常活动，要注意排除是否合并骨折或关节脱位。在恢复的后期主要评定关节的稳定性是否因软组织损伤而减弱，深浅感觉是否因损伤而缺失，在下肢的损伤平衡能力是否受影响，等等。如果影响到了肌力和关节活动范围，则可用相应的评定量表来了解损伤的程度，出现了运动功能障碍，则需要了解这种功能障碍的原因是关节源性的、肌源性的，还是神经源性的。

七、康复治疗

根据损伤的病理发展过程,其处理大致可分为早期、中期、后期3个时期。

(一)早期治疗

早期一般指伤后24 h或48 h以内,组织出血和局部出现红肿痛热、功能障碍等征象的急性炎症期。这一时期的处理原则主要是制动、止血、消肿、镇痛和减轻炎症。治疗方法可根据具体情况选用冷敷、加压包扎、抬高伤肢中的一种或数种,这套方法使用越早越好。加压包扎就是用适当厚度的棉花或海绵放于患部,然后用绷带稍加压力进行包扎。一般是先冷敷,后加压包扎,但也可二者同时并用。包扎后应经常注意包扎部位的情况,若有过松或过紧的现象,必须重新正确包扎。加压包扎24 h后即可拆除,根据伤部情况做进一步处理。使用外敷新伤药也可收到迅速消肿止痛、减轻急性炎症的效果。此外,疼痛较重者可服止痛片,瘀血较重者可服跌打丸、七厘散等。这一时期,伤部不宜按摩,否则会加重出血和组织液渗出,使肿胀加重。

(二)中期治疗

中期指受伤24 h或48 h以后,出血已经停止,急性炎症逐渐消退,但局部仍有瘀血和肿胀,肉芽组织形成,并开始吸收,组织正在修复。处理原则主要是改善伤部的血液和淋巴循环,促进组织的新陈代谢,使瘀血与渗出液迅速进行修复。治疗方面可采用温热疗法,按摩、超声波、低频中频电疗、拔罐、药物等疗法。按摩和热疗在这一时期较为重要,可以促进局部血液循环,利于组织修复。这时可直接按摩伤部,最初一两次用力宜轻,以免引起异位骨化,以后可逐渐加重。根据损伤的性质和部位,选用适当的手法。

(三)后期治疗

治疗后期,损伤基本修复,肿胀、压痛等局部征象也已消除,但功能尚未完全恢复,锻炼时仍感疼痛,酸软无力。有些严重病例,由于粘连或瘢痕收缩,出现伤部僵硬、活动受限等情况。此时期的处理原则是以运动疗法为主,辅助以按摩、理疗和药物内用外敷治疗。因为组织损伤或损伤后的制动、固定有可能使肌肉、肌腱、韧带、关节囊缩短,从而使关节的活动受到限制。另一方面,关节内外的瘢痕粘连以及肌肉痉挛等也可导致关节活动受限。因此，在软组织损伤的康复治疗过程中，既要避免使损伤组织过早地承受不适当的应力负荷，妨碍其愈合或转变为难治的慢性损伤，又要使患肢保持及时而必要的运动，以防止骨、关节及肌肉等组织废用性改变的发生，增强和恢复肌肉、关节的功能。

按摩对硬结和粘连有较好的效果。治疗时先用一般手法将伤部按摩热，再用指揉、分筋等手法对硬结和压痛点进行按摩，最后做运拉。同时，药物外敷或熏洗，在损伤的后期治疗中是一种较好的疗法。

第二节 上肢筋伤的康复

一、冻结肩

肩关节由肱骨头与肩胛骨的关节盂构成，周围有三角肌、肩袖、滑膜囊及关节囊等软组织，为人体运动最灵活的关节，遭受损伤的概率较高。冻结肩是肩关节周围肌肉、肌腱、滑膜囊及关节囊的慢性损伤性炎症，以肩痛、肩关节活动障碍为特征。

冻结肩属中医"肩痹"等范畴，多因年老体衰，气血虚损，筋失濡养，风寒湿邪侵袭肩部，经脉拘急所致。临床表现早期为肩部肌肉痉挛性疼痛，疼痛范围较广，活动时加剧，夜间尤甚，压痛部位较多或不明显，伴有上肢外展、后伸及旋转活动受限。后期肩臂肌肉萎缩，尤以三角肌为明显，最后因肩关节周围软组织广泛粘连，而致肩部僵硬，形成"冻结肩"。

（一）中药治疗

冻结肩治宜益气温经、和经通痹，可辨证选用黄芪桂枝五物汤、独活寄生汤等煎汤服用。冻结肩也可以外用伤湿止痛膏、麝香追风膏或坎离砂等。

(二)针灸与推拿

1. 推拿疗法

患者取坐位,术者用右手的拇、示、中三指对握三角肌肌束,垂直于肌纤维走行方向拨动5~6次,再拨动痛点附近的冈上肌、胸肌各5~6次,然后按摩肩前、肩后、肩外侧。继之,术者左手扶住肩部,右手握患者手腕部,做牵引、抖动、旋转活动。最后帮助患者做外展、上举、内收、前屈、后伸等动作。

2. 针灸疗法

针灸治疗可取肩髎、肩髃、肩外俞、巨骨、曲池等穴位,并可"以痛为腧"取穴,用泻法,结合灸法,局部痛点封闭;也可采用超短波、磁疗、中药离子导入等方法。必要时可在麻醉下做手法松解。

(二)康复治疗

1. 急性期

康复治疗目的为消炎止痛,缓解肌肉痉挛,改善局部血液循环。

1)运动疗法

目的在于松弛肩部肌肉,改善局部血液循环,方法可于站立或坐位,患肢用三角巾胸前悬挂、上体向患侧侧屈,并略前倾,使患肩因重力作用而离开胸壁并外展,达到最大幅度,维持3 s左右,还原,重复3~5次。再于同上体位做肩前后摆动、左右摆动与以垂直轴为轴心的绕环动作各3~5次,幅度以不引起明显疼痛为度。

2)物理疗法

冷疗是理想的治疗方法,可缓解疼痛,20 ℃以下的温度具有促进血液循环、改善营养的作用,可用冰袋或冰按摩等,每次治疗时间为30 min或更长一些。低频脉冲电疗法和中频电疗法均有镇痛和改善局部血液循环的作用。

3)推拿治疗

用安抚性手法,起松弛肩部肌肉、改善血液循环的作用。

2. 慢性期

1)运动疗法

防治关节活动障碍和肌肉萎缩。方法以肩关节活动度练习为主,辅以肌力练习。关节活动度练习可用火棒、木哑铃做摆动练习，使用体操棒、肩梯、肋木、高滑轮等做助力练习，也可进行肩内、外旋牵引。肌力练习以三角肌练习为主，可用铁哑铃、拉力器等器械进行抗阻练习。各种练习以不引起明显疼痛为度。

2）物理疗法

疼痛较著时，可用低频脉冲电疗或中频电疗；疼痛不著时，可用温热疗法以促进局部血液循环，增大软组织的伸展性，常用短波、超短波、微波等治疗。

3）推拿疗法

推拿疗法的作用在于改善局部血液循环，松弛肩带肌肉并牵伸肩部软组织。

3. 恢复期

此期基本无痛，但有残余的功能障碍。康复治疗目的为恢复关节活动范围，恢复肌肉力量，增强患肢的日常活动和工作功能。

1）运动疗法

继续进行患肩的关节活动度练习和肌力练习，着重关节功能牵引治疗。肌力练习可使用等张、等长收缩练习，有条件时采用等速练习法。要重视肩外展、外旋与内旋的活动范围，和肩带肌、三角肌的肌力的完全恢复。

2）物理疗法与推拿

此期的理疗和按摩的作用与方法基本上同慢性期。

二、肱骨外上髁炎

肱骨外上髁是肱骨外髁外上缘的骨性突起，有桡侧腕长伸肌、桡侧腕短伸肌、指伸肌、小指伸肌和尺侧腕伸肌的肌腱在环状韧带平面形成腱板样的总腱附着，当做抗阻力伸腕、伸指及前臂旋后动作时，均有牵拉应力作用于肱骨外上髁肌肉附着点。

肱骨外上髁炎又称网球肘，属于中医"筋痹""筋伤"范畴，因慢性劳损而瘀阻经筋引起，多见于特殊工种，如砖瓦工、木工、网球运动员等。主要临床特征是肱骨外上髁处，即前臂伸肌总腱的起始点处有疼痛和压痛。

（一）中医治疗

1. 中药疗法

肱骨外上髁炎治宜养血荣筋、舒筋活络，内服舒筋汤、小活络丹等，外用散瘀和伤汤煎水熏洗患处等。

2. 推拿疗法

（1）扭拨法。术者左手握患者上臂桡侧，拇指在上，余指在下，右手握腕部，做上下抖动、左右翻转，以扭拨臂筋，由肘至腕，可重复1~2次。

（2）拨筋法。术者一手握腕，一手拇指放于伸肌总腱部，做屈伸旋扭肘关节动作5~7次。然后用拇指在肱骨外上髁下方寻找痛点，并用力由外向肘窝部推挤，拨动肌筋，松解桡侧腕伸肌的附着点。

（3）扳法。此法适用于前臂旋前及肘关节伸屈受限者。术者一手握肘，一手握腕，屈肘，屈腕，前臂旋前位，做肘屈伸摇动数次，腕部手顺势向伸肘方向扳，常闻及响声。

（二）康复治疗

1. 腕关节主动活动度练习

腕关节掌屈指手腕向手掌一面活动，背伸指手腕向手背一侧活动，手放松，尽力将手腕掌屈，然后缓慢放松，再尽力将手腕背伸，注意动作缓慢，匀速，尽力，每日3组，每组10次。

2. 腕关节拉伸练习

借助健侧手帮助患侧腕关节进行拉伸练习，先压住患侧手背使腕关节尽量屈曲，维持姿势不动，再扳住患侧手掌或手指使腕关节尽量背伸，维持姿势不动，注意保持患侧肘关节处在伸直位，每日3组，每组3次，每次每个位置坚持15~30 s。

3. 前臂旋前旋后练习

掌心向下翻带动前臂旋转称为旋前，掌心向上翻带动前臂旋转称为旋后，肩部放松，肘关节屈曲90°，贴在身体两侧，尽力将前臂旋后，然后缓慢放松，再尽力将前臂旋前，每日3组，每组10次。

4. 肘关节主动屈伸练习

肩部放松，手臂下垂，掌心向前，将肘关节屈曲，指尖尽力伸向肩部，然后缓慢放松，将肘关节伸直，指尖尽力向下向后伸，注意动作缓慢，匀速，尽力，每日3组，每组10次。

三、桡骨茎突狭窄性腱鞘炎

桡骨茎突的腱沟窄而浅，底面突出不平，沟面覆盖腕背韧带，拇长展肌肌腱和拇短伸肌肌腱就在这一狭窄而较坚硬的鞘内通过，加之此处形成一尖锐角度，且拇指活动度较大，故而容易产生摩擦，易造成劳损或引起创伤。桡骨茎突狭窄性腱鞘炎即桡骨茎突部的肌腱在腱鞘内长时间的摩擦和反复的损伤后，滑膜呈现水肿、增生等炎症变化，引起腱鞘管壁增厚、粘连或狭窄者，多见于家庭妇女和从事手工操作的工人等。

临床表现大多起病缓慢，疼痛局限于桡骨茎突部，且逐渐加重，可向手及前臂放射。拇指运动无力，活动受限，严重者局部可有轻度肿胀、潮红、发热，触痛明显，个别患者在局部触诊时，有细微的摩擦感。

（一）中医治疗

1. 中药疗法

治宜调养气血、舒筋活络，方用活血止痛汤或桂枝汤等加减。可用海桐皮汤熏洗。

2. 推拿疗法

推拿时，术者一手托扶患手，另一手在桡侧痛处做轻揉按摩、推拿，边做边拔伸牵引与旋转腕部，最后将拇指伸屈外展5～6次，并向远心端牵拉。

3. 针灸疗法

对于治疗后症状缓解不明显者，可行小针刀治疗，经封闭点顺肌纤维走向进针刀，达骨面后，稍退针刀，纵行切开，疏通分离，横向推移松解两肌腱数次。针灸以阳溪为主穴，配合谷、曲池、手三里、列缺、外关等，得气后留针15 min。

（二）康复治疗

拇指与腕部及其他各指的活动，应在不引起桡骨茎突疼痛的情况下，循序渐进地进行。

1. 握拳

患者取站立位，将双肘屈曲握拳放在腰部，左手张开伸出后，用力空抓握拳再回收上肢至腰部，右手张开伸出，做同样动作，交替进行。重复做10～15遍，每日做4～6次。

2. 抖手

患者取坐位，治疗师站立于患者对侧，将一只手固定于患者患侧手腕关节，另一只手握住患侧手第2、3指，在轻轻牵引手指的基础上，做连续抖动动作30～60 s，休息片刻后再握住其他手指做抖动动作。每次30～60 s，每日2～3次。

3. 拔伸

拔伸也称为牵引运动，患者取坐位，治疗师站立于患者对面，双手分别握住患者的拇指和其他手指，慢慢将患者各手指向上牵引，并做轻柔的旋转运动，使患肢肌肉放松，然后突然发力将患者手从下向上牵引后放松，重复进行5～10遍，每日2～3次。此运动疗法有利于减轻肌腱在腱鞘内的摩擦。

四、腕管综合征

腕管指腕掌横韧带与腕骨所构成的骨-韧带隧道。通过腕管的有拇长屈肌肌腱与4个手指的指浅屈肌肌腱、指深屈肌肌腱及正中神经。正中神经居于浅层，处于肌腱与腕掌横韧带间。腕管综合征是一种由于正中神经在腕管中受压而引起的以手指麻木为主的感觉、运动功能障碍等一系列表现的疾病。中医认为多因劳损所致。

临床表现主要为正中神经受压后，引起腕以下正中神经支配区域内的感觉、运动功能障碍。夜间、晨起或劳累后症状加重，活动或甩手后症状可减轻。寒冷季节患指可有发冷、发绀等改变。病程长者，大鱼际肌萎缩，患指感觉减退，出汗减少，皮肤干燥脱屑。

（一）中医治疗

1. 中药疗法

治宜活血祛瘀、温经通络，方用舒筋活血汤或当归四逆汤等加减。可外贴宝珍膏、万应膏等外用药，或用八仙逍遥汤熏洗。

2. 推拿疗法

术者可用拇指、示指指腹或指尖按压、揉摩患者外关、阳溪、鱼际、合谷、劳宫等穴及痛点，然后将患手在轻度拔伸下，缓缓旋转、屈伸腕关节。后依次拔伸第1、2、3、4指，以能发生弹响为佳。

3. 针灸疗法

针灸取阳溪、外关、合谷、劳宫等穴，得气后留针15 min；对于症状严重的患者，经治疗无效时，可考虑切开腕掌横韧带以缓解压迫。

（二）康复治疗

1. 功能锻炼

除练习各指屈伸活动外，逐步练习腕屈伸及前臂旋转活动，以防失用性肌萎缩和粘连。

2. 物理疗法

主要采用超短波疗法、中波直流电离子导入法、红外线理疗及蜡疗法。

五、趾肌腱断裂

指伸肌肌腱抵止于末节指骨的基底部背面，该肌腱在近侧指骨间关节的背面分成中央束和两侧束，并有骨间肌和蚓状肌的肌腱加入侧束，形成腱帽。指深屈肌肌腱抵止于末节指骨基底部之掌侧面，指浅屈肌肌腱抵止于中节指骨干的掌侧面。中医认为多因外伤、劳损所致。

临床表现为伤后患指出现疼痛、肿胀、压痛及畸形。指伸肌肌腱断裂常表现为近侧指骨间关节过屈，远侧指骨间关节过伸，远侧指骨间关节肿胀、疼痛，末节手指下垂屈曲畸形，不能主动伸直。指屈肌肌腱断裂表现为该手指伸直角度加大，手指屈曲活动功能受限。

（一）中医治疗

1. 中药治疗

参照筋伤三期用药。后期可配合中药热敷、熏洗等，方用上肢损伤洗方。

2. 术后固定或手法整复

肌腱缝合术后宜用夹板或石膏固定3周。对于闭合性手指末节的伸肌肌腱断裂，可考虑非手术治疗，仅将远侧指骨间关节过伸，而将近侧指骨间关节尽量屈曲，用铝板固定6周。

（二）康复治疗

早期的活动锻炼至关重要，对屈肌肌腱行缝合术后，提倡尽早开始保护性的被动活动，3周后在原有被动活动的基础上逐步进行主动活动锻炼。

1. 屈肌腱修复术后的康复

1）早期（术后4周）

（1）动力夹板：在前臂和手的背侧放置夹板，使腕屈曲30°，掌指关节屈曲70°，指间关节伸展。用橡皮条牵引各指末节或指甲，使指维持伸展状态，防止屈曲挛缩。

（2）轻柔被动屈曲远侧和近侧指间关节：每次5遍，每日4次，但不主动屈曲，也不被动伸展。指腕不能同时伸展，但可主动伸指。

2）早中期（术后4～6周）

（1）动力夹板牵引同早期。

（2）被动屈曲各掌指和指间关节，每次10遍，每日4次。主动练习3种方式的握拳。最好将诸指用胶布套在一起，使健指带动患指活动。被动屈指位行伸腕练习。指、腕不能同时伸展。

（3）练习伸指，在腕中立位及掌指关节最大屈曲位练习伸指1次。

3）中期（术后6～8周）

（1）去除腕背夹板，改用腕支具，使掌指关节充分活动。

（2）3种位置的主动肌腱滑动练习。

（3）按照日常生活能力评定，轻微活动，如撕报纸、擦玻璃等。

（4）木工作业，每次15 min，每日2次。

（5）防止屈肌腱粘连，可用铝夹板伸展矫形器或动力伸展夹板，进行被动掌指关节运动。

4）后期（术后8～12周）

可以继续使用防止爪形手的夹板。着重进行恢复力量的练习，包括木工作业（如砂磨）、家务作业和模拟职业作业。必要时行支具使用训练。

2. 伸肌腱修复术后的康复

目前国内外通用的手部伸肌腱分区是把手的伸指肌腱划分为8个区，伸拇指肌腱划分为6个区，两者治疗原则相同。

1）Ⅰ区损伤为跨过远侧指间关节的伸肌腱损伤

无论手术或保守治疗，其康复治疗如下。

（1）术后1～6周，远侧指间关节的伸侧或屈侧夹板固定于伸直位，近侧指间关节自由屈伸以防止关节强直。

（2）术后6～8周，开始轻柔无阻力的屈远侧指间关节练习，允许屈曲25°～40°，不练习时仍以夹板固定保护。

（3）术后8～12周，间断性去除夹板，开始按摩、握拳等功能练习，并开始感觉训练。

2）Ⅱ区损伤，伸肌腱在近侧指间关节处离断

无论手术或保守治疗，其康复治疗如下。

（1）术后1～6周，近侧指间关节夹板固定于伸直位，远侧指间关节自由活动。

（2）术后6～8周，在掌指关节屈曲位无阻力屈伸近侧指间关节，不练习时仍使用伸指夹板固定。

（3）术后8～12周，增加主动屈伸练习，开始用柔和的动力性夹板以被动屈曲近侧指间关节。

（4）术后10～12周，用主动运动和被动运动及夹板等方法，恢复关节活动度，有时需要医生指导6～9个月。

3）Ⅴ区损伤

（1）术后3～4周，制动于腕背屈位30°，诸掌指关节0°，近侧指间关节

自由活动。

（2）术后4~5周，开始伸肌腱活动，先屈掌指关节，然后依次增加伸掌指关节、内收外展手指、屈腕并伸指。

（3）术后6~7周，练习屈腕和屈指，手指绕橡皮圈外展及做胶泥作业。

（4）术后7~8周，去除保护性夹板。

（5）术后8~12周，逐渐增强训练的阻力，并准备恢复工作。

4）Ⅶ区损伤

（1）术后第4周，主动伸腕练习应当谨慎。

（2）术后5~6周，可以分别进行桡偏背屈腕和尺偏背屈腕以分别训练桡侧和尺侧腕伸肌。

（3）保护性夹板持续使用6~8周。

六、屈指肌腱腱鞘炎

第1掌骨颈与掌指关节的浅沟及鞘状韧带组成骨性纤维管，鞘内层为滑膜，可使拇长屈肌大幅度来回滑动。其余每个手指的屈肌腱亦有腱鞘将其约束在掌骨头和指骨上。手指经常屈伸，使屈肌腱与骨性纤维管反复摩擦，或长期用力握持硬物，骨性纤维管受硬物与掌骨头二者的挤压，局部充血、水肿，继之纤维管变性，管腔狭窄。屈指肌腱因之受压而变细，两端膨大呈葫芦状，阻碍肌腱的滑动。当肿大的肌腱通过狭窄的隧道时，发生弹跳动作和响声，故称弹响指；肿大的肌腱不能通过狭窄的隧道时，手指不能伸屈，称为闭锁。中医认为是由局部过劳或受凉，引起气血凝滞，不能濡养经筋所致。

临床表现为早期患指发僵、疼痛、伸屈困难，活动后即消；逐步出现弹响；后期患指疼痛，不能屈伸，终日有闭锁。检查时在掌侧面、掌骨头部有压痛，并可触及一黄豆大小的结节。

（一）中医治疗

1. 中药疗法

治宜活血化瘀、消肿止痛，或补气养血、温经散寒，方用活血止痛汤或黄芪桂枝五物汤加减。外用药可用海桐皮汤煎水熏洗。

2. 推拿疗法

术者用手指触到掌指关节处的结节部，做按压，横向推动，纵向推按，轻缓伸屈掌指关节，并向远端拉开。

3. 针灸疗法

针灸治疗取穴，"以痛为腧"。米粒状结节部及周围痛点，均可行针刺。对于症状严重者，可行针刀松解术。

（二）康复治疗

局部疼痛减轻后，即可练习腕关节、指关节的伸、屈等功能锻炼。

第三节 下肢筋伤的康复

一、臀肌挛缩症

臀大肌位于臀部皮下，起于髂骨外面和骶骨、尾骨的后面，肌束斜向下外，止于股骨的臀肌粗隆，是髋关节有力的伸肌，并可使股骨外旋。臀大肌肌束肥厚，是肌内注射的常用部位。臀肌挛缩症是由多种原因引起的臀肌及其筋膜纤维变性、挛缩，继发髋关节内收、内旋、屈曲功能障碍，进而表现为特有的步态、姿势异常的临床病症。发病原因常与反复多次的臀部肌内注射药物有关。

临床表现为患者不能在中立位屈髋，下坐或蹲下时必须将大腿分开、患髋外展外旋，呈典型蛙式位。站立时，下肢常呈外旋步态，不能完全并拢。双髋病变者，跛行更为明显，表现为"绕圈"步态。

（一）中医治疗

1. 中药疗法

治宜活血通络或养血壮筋，方用补阳还五汤或壮筋养血汤加减。局部可外擦红花油、万花油、治伤水等。

2. 推拿疗法

患者侧卧位，患侧在上，术者施㨰法于臀部约3 min，同时做患肢内旋被动活动，幅度由小到大。术者用拇指触摸清楚髂前上棘上方的髂嵴部、臀大肌及大转子处的条索状物和硬结，并用弹拨法来回拨动该肌，继而沿臀大肌纤维方向捋顺该肌。一手扶持膝部，一手握踝部，先做髋膝顺势屈曲，再将髋内收、内旋、伸直，反复活动数遍，活动范围由小到大，力量由轻到重，使髋的屈曲、内收、内旋活动能达到最大的限度。

（二）康复治疗

除加强股四头肌锻炼和步行练习以防止患肢肌肉萎缩外，还应加强髋关节功能活动，如做屈髋下蹲、四面摆腿、仰卧举腿、蹬空增力等动作的练习。具体如下：双膝并拢固定后，操作者将患者双足抬起使双足底与操作者胸部相接触，双手握在患者小腿踝上，双手及胸部缓慢用力并嘱患者深呼吸使髋膝充分屈曲，各组3~4个，保守治疗者每日6~8组，术后患者每日3~4组即可。被动锻炼痛苦减轻后即进行主动锻炼，双膝并拢固定，双手抓住牢固支持物进行下蹲训练，要求次数同被动锻炼。

双下肢交叉重叠屈髋屈膝锻炼，主动和被动操作要求与并膝锻炼时相同，但开始时间比并膝锻炼晚1~2日，且每次先练并膝再练交膝，以减少痛苦增加适应性。

二、梨状肌综合征

梨状肌起自骨盆内骶骨前面，穿出坐骨大孔达臀部，止于股骨大转子，将坐骨大孔分为梨状肌上孔及下孔，坐骨神经出梨状肌下孔。髂后上棘与坐骨结节连线中点、坐骨结节与股骨大转子连线中点，这两点的连线为坐骨神经在臀部的体表投影。梨状肌综合征是一种因梨状肌发生损伤、痉挛、变性等导致梨状肌下孔狭窄，使通过该孔的坐骨神经和其他骶丛神经及臀部血管遭到牵拉、压迫或刺激，出现以臀、腿痛为主要表现的疾病。中医认为多因劳损、外邪侵袭所致。

临床表现为疼痛多发生于一侧臀腿部，呈"刀割样"或"烧灼样"性质，大小便或大声咳嗽等引起腹内压增高时可使疼痛加剧。

（一）中医治疗

1. 中药疗法

内服药根据辨证以活血逐瘀、疏风散寒或补肾强筋为法。局部外贴温经通络膏、消肿止痛膏，或者外搽正红花油、独活止痛搽剂等。

2. 推拿疗法

先按摩其臀部、腰部痛点，可用擦法、揉法等，使局部有温暖舒适感。然后以指代针点按痛点阿是穴。使用拨络法，用双手拇指推拨梨状肌，推拨的方向应与肌纤维走行方向相垂直，以剥离其粘连。按照髋关节后侧部筋伤手法施用摇拨、屈按等手法，以及"伸膝蹬空法"被动活动臀部肌群，以解除其痉挛。最后用捋顺法、拍打法做结束手法。

3. 针灸治疗

针灸取命门、太溪、三阴交、志室、腰阳关、阴陵泉、委中、肾俞、环跳各穴，每次针3～5穴，用平补平泻法，每日1次，10次为1个疗程，或加艾灸、拔罐疗法。

（二）康复治疗

1. 物理治疗

如电疗、超声波治疗及低、中频电刺激；中药离子导入和中药熏蒸具有较好效果，另外，亦可采用经络频谱仪、红外线透热照射、超短波等方法治疗。

2. 功能锻炼

患者仰卧在床上，进行屈髋、屈膝，两个手抱着膝关节，让髋关节做内收内旋运动，这样每日做1次，每次做10～20次。注意联合臀大肌和臀中肌的训练。

三、膝关节半月板损伤

膝关节半月板是位于股骨髁与胫骨平台之间的纤维软骨,外缘厚、内缘薄,具有稳定关节和缓冲震荡的功能。半月板损伤多由复合外力造成,急性损伤多见于运动员,慢性劳损多见于中老年患者。半月板损伤有边缘型破裂、中心型破裂,纵形破裂(有如"桶柄型"破裂,此型易套住股骨髁发生交锁)。此外,尚有前角及后角撕脱或瓣状破裂,其根部以蒂相连,游离于关节间隙。横形破裂多见于半月板中央部,但不易发生交锁。半月板血运较差,除边缘性损伤有部分可获愈合外,一般是不易治愈的。

临床表现为患者患膝多一侧痛或后方痛,位置较固定。股四头肌肌力减弱,膝关节控制乏力。上下楼梯时会发生突然伸直障碍,经别人或自己将患肢旋转摇摆后,突然弹响或弹跳,即可恢复。体征可见股四头肌萎缩,关节间隙压痛,压痛点较局限固定。膝关节过伸过屈试验可引起疼痛。回旋挤压试验(麦氏征)阳性,膝关节挤压研磨试验阳性。多有膝关节突然旋转,或跳跃落地时扭伤史,或有多次膝关节扭伤肿痛史。

(一)中医治疗

1. 中药疗法

初期治宜活血化瘀、消肿止痛,方用桃红四物汤或舒筋活血汤加减;后期治宜温经通络止痛,方用健步虎潜丸或补肾壮筋汤、大活络丸等;早期局部瘀肿者,可外敷三色敷药;局部红肿者,可敷以清营退肿膏;后期可用海桐皮汤熏洗患膝。

2. 推拿疗法

嘱患者仰卧,放松患肢,术者用左手拇指按摩痛点,右手握踝部,徐徐屈曲膝关节并内外旋转小腿,然后伸直患膝,初期可在膝关节周围和大腿前部施以㨰法、揉法以促进血液循环,加速血肿消散。

对膝关节交锁的患者亦可采取屈伸手法解除交锁。患者仰卧,屈膝屈髋90°,一助手握持股骨远端,术者握持踝部,二人相对牵引,术者可内外旋转小腿几次,然后使膝关节尽量屈曲,再做伸直动作,即可解除交锁。

（二）康复治疗

急性损伤期可用石膏托固定膝关节于170°休息3~4周，并进行股四头肌主动收缩锻炼，防止肌肉萎缩。去除固定后，可指导进行膝关节的屈伸活动和步行锻炼。对手术治疗者，可于术后1周进行，以防止肌肉萎缩。去除固定后，可在医生指导下进行膝关节的伸屈活动和步行锻炼。

四、膝关节交叉韧带损伤

交叉韧带位于膝关节中，有前后两条，交叉如十字，常称十字韧带。前交叉韧带起于股骨髁间窝的外后部，向前内止于胫骨髁间隆突的前部，能限制胫骨向前移位。后交叉韧带起于股骨髁间窝的内前部，向后外止于胫骨髁间隆突的后部，能限制胫骨向后移位。因此，交叉韧带对稳定膝关节起着重要作用。

临床表现为自觉受伤时关节内有撕裂感，关节即觉松弛并失去稳定性。由于组织撕裂，关节内积血，可见膝关节特别肿胀，关节疼痛、功能障碍，一般膝关节呈半屈曲状态。损伤中后期可进行膝关节抽屉试验检查。

（一）中医治疗

1. 中药疗法

初期宜活血祛瘀、消肿止痛，方用桃红四物汤、舒筋活血汤；后期治宜补养肝肾、舒筋活络，方用补筋丸；肌肉瘦削、痿弱无力者，可选用健步虎潜丸、补肾壮筋汤等；局部瘀肿者，可外敷消瘀止痛药膏或清营退肿膏。伤后日久关节屈伸不利者，可选用海桐皮汤熏洗患处，洗后贴宝珍膏。

2. 推拿疗法

膝交叉韧带损伤后期，有关节屈伸功能受限者，可采用手法松解粘连，恢复膝关节活动范围。

1）拔伸归挤法

患者正坐床边，助手用双手固定伤肢大腿远端，术者一手由内侧握住小腿远端，另一手虎口拿住膝关节，用拇、示二指捏住膝关节两侧。施术时与助手同时用力相对拔伸，并内、外转动小腿，拿膝之拇、示二指用力归挤。

2）拔伸屈膝法

将小腿夹于术者两腿之间,与助手相对拔伸。术者双手拇指在上,其余四指在下,合掌拿住伤膝,使膝关节逐渐尽量屈曲。

3. 制动固定

没有完全断裂的膝交叉韧带损伤,可先行非手术治疗,再以石膏托或夹板固定膝关节于屈膝20°~40°位6周,使韧带处于松弛状态,以便修复。

(二) 康复治疗

膝关节制动期间可进行股四头肌舒缩锻炼,防止肌肉萎缩。解除外固定后,可练习膝关节屈曲,并逐步练习扶拐行走。

五、膝关节侧副韧带损伤

膝关节的内侧及外侧各有坚强的副韧带附着,是膝关节组织的主要支柱。内侧副韧带上起于股骨内上髁,下止于胫骨内侧髁的内侧面,其浅层是一条上窄下宽呈扇形坚韧的宽带,深层是关节囊的增厚部分,与内侧半月板相连。其前缘与股四头肌扩张部分和髌韧带相接,后缘与关节囊相连。它的主要作用是限制膝关节的外翻,同时还具有限制膝关节外旋的作用。外侧副韧带上起于股骨外上髁,下止于腓骨头,呈条索状,韧带与外侧半月板之间有腘绳肌肌腱和滑膜囊相隔,其作用是防止膝关节内翻。屈膝时侧副韧带较松弛,使膝关节有轻度的内收、外展和旋转活动;伸膝时侧副韧带较紧张,膝关节无侧向和旋转运动。膝关节轻度屈曲时,膝或腿部外侧受到暴力打击或重物压迫,迫使膝关节做过度的外翻动作时,可使膝内侧间隙拉宽,内侧副韧带发生扭伤或断裂。如为强大的旋转暴力,则易合并内侧半月板或前交叉韧带的损伤,其病理变化分为韧带扭伤、部分断裂或完全断裂。在少数情况下,外力迫使膝关节过度内翻,可发生外侧副韧带的损伤或断裂。若暴力强大,损伤严重,可伴有关节囊的撕裂,腘绳肌及腓总神经的损伤。

临床表现为膝关节内侧副韧带损伤后,局部肿胀、疼痛、皮下瘀斑,患肢常呈半屈曲位。若合并半月板损伤,可出现膝关节交锁。若与内侧半月板损伤和前交叉韧带损伤同时发生，则称为膝关节损伤三联征。膝关节外侧副韧带损伤后，压痛点在腓骨头或股骨外上髁。若合并腓总神经损伤，临床可见足下垂及小腿外下1/3和足背皮肤外侧感觉障碍。

（一）中医治疗

1. 中药疗法

初期治以活血消肿、祛瘀止痛为主，方用桃红四物汤加减。后期治以健脾利湿为主，方用羌活胜湿汤、薏苡仁汤等加减。局部肿痛者，可外敷消瘀止痛药膏或三色敷药。伤后日久者，局部用海桐皮汤熏洗患处，洗后贴宝珍膏。

2. 推拿疗法

侧副韧带部分撕裂者，初诊时应予伸屈一次膝关节，以恢复轻微之错位，并可以舒顺筋膜，但手法不宜多做，以免加重损伤。而晚期手法，则可解除粘连，恢复关节功能。具体操作：以内侧副韧带损伤为例，患者仰卧，伤肢伸直并外旋，术者先点按血海、阴陵泉、三阴交等穴；然后在损伤局部及其上下施以揉、摩、擦等法。新鲜损伤肿痛明显者手法宜轻，日后随着肿胀的消退，手法可逐渐加重。

3. 制动固定

侧副韧带有部分断裂者，可用石膏托或超膝关节夹板固定于膝关节功能位4～5周。

（二）康复治疗

损伤轻者，在伤后两三天即可鼓励患者做股四头肌的功能锻炼。损伤后期可做膝关节伸屈运动及肌力锻炼，如体疗的蹬车或各种导引练功法等。

六、踝关节扭挫伤

踝关节周围主要的韧带有内侧副韧带、外侧副韧带和下胫腓韧带。内侧副韧带又称三角韧带，起于内踝尖，自上而下呈扇形展开，止于足舟骨、距骨前内侧、下跟舟韧带和跟骨的载距突，是一条坚强的韧带，不易损伤；外侧副韧带起自外踝，止于距骨前外侧的为距腓前韧带，止于跟骨外侧的为跟腓韧带，止于距骨后外侧的为距腓后韧带；下胫腓韧带又称胫腓联合韧带，为胫骨与腓骨远端之间的骨间韧带，是保持踝关节稳定的重要韧带。多因行走或跑步时突然踏在不平的地面上，或上下楼梯、走坡路不慎失足，或骑自行车、踢球等运动中不慎跌倒，足的过度内、外翻而产生踝部扭伤。跖屈内翻损伤时，容易损伤外侧的距腓前韧带；单纯内翻损伤时，则容易损伤外侧的跟腓韧带。外翻姿势损伤时，由于三角韧带比较坚强，较少发生损伤，但可引起下胫腓韧带撕裂。

临床表现为踝关节扭伤后踝部即觉疼痛，活动功能障碍，损伤轻者仅局部肿胀，损伤重时整个踝关节均可肿胀，并有明显的皮下积瘀，皮肤呈青紫色，跛行步态，伤足不敢用力着地，活动时疼痛加剧。内翻损伤时，外踝前下方压痛明显，若将足部做内翻动作时，则外踝前下方疼痛；外翻扭伤者，内踝前下方压痛明显，强力做外翻动作时，则内踝前下方剧痛。严重损伤者，在韧带断裂处，可摸到有凹陷，甚至摸到移位的关节面。踝关节扭伤甚为常见，可发生于任何年龄，但以青壮年较多，临床上一般分为内翻扭伤和外翻扭伤两大类，前者多见。

（一）中医治疗

1. 中药疗法

损伤早期，治宜活血祛瘀、消肿止痛，方用七厘散或桃红四物汤加味。损伤后期，治宜养血壮筋，方用补肾壮筋汤或壮筋养血汤加减。

初期肿胀明显者，可外敷消肿化瘀散、七厘散、双柏散之类药物。中后期肿胀较微，可外贴狗皮膏、伤湿止痛膏，并可配合活血舒筋的外洗药物，如骨科外洗一方、骨科外洗二方。

2. 推拿疗法

损伤严重，局部瘀肿较甚者，不宜行重手法。对单纯的踝部筋伤或部分撕裂者，可使用理筋手法。患者平卧，术者一手托住足跟，一手握住足尖部，缓缓做踝关节的背伸、跖屈及内翻、外翻动作，然后用两掌心对握内、外踝，轻轻用力按压，理顺筋络，有消肿止痛作用。再按摩商丘、解溪、丘墟、昆仑、太溪、足三里等穴，以通经络之气。

恢复期或踝关节陈旧性损伤者，手法宜重，特别是血肿机化、产生粘连、踝关节功能受损的患者，则可施以牵引摇摆、摇晃屈伸等法，以解除粘连，恢复其功能。

3. 制动固定

理筋手法之后，可将踝关节固定于损伤韧带的松弛位置。若为韧带断裂者，可用管形石膏固定，内侧断裂固定于内翻位，外侧断裂固定于外翻位，6周后解除固定下地活动。若为韧带的撕裂伤，可用胶布固定，外加绷带包扎。外翻损伤固定于内翻位，内翻损伤固定于外翻位，一般可固定2～3周。

（二）康复治疗

外固定之后，应尽早练习跖趾关节屈伸活动，进而可做踝关节背伸、跖屈活动。肿胀消退后，可指导做踝关节的内翻、外翻的功能活动，以防止韧带粘连，增强韧带的力量。

（三）其他疗法

踝部损伤的中后期，关节仍疼痛，压痛较局限者，可行痛点局部封闭。陈旧性损伤韧带断裂者，可考虑行韧带修补术，术后均采用石膏外固定6周。

七、跟腱断裂

跟腱由腓肠肌与比目鱼肌的肌腱合成，是人体最强有力的肌腱之一。跟腱约起始于小腿中下1/3部，呈片状牢固地止于跟骨结节部位的后上方。跟腱长约15 cm，主要功能为使足跖屈，并是机体行走、跑跳的主要肌力传导结构。跟腱的外周有一鞘膜包裹，增加了跟腱滑动的灵活性。跟腱损伤因直接暴力、间接暴力或者二者兼有所致，直接暴力伤多为刀、铲、斧等锐器的直接切割伤，多数造成跟腱开放性断裂伤。皮肤与跟腱的断裂都位于同一水平，断裂口较整齐，腱膜也多同时受损。间接暴力伤多由跟腱本身存在病理改变，如职业性运动伤造成的小血管断裂、肌腱营养不良、发生退行性改变、跟腱钙化等，再受到骤然猛力牵拉，如从高处跳下前足着地、剧烈奔跑等均可造成跟腱受过度牵拉产生部分，甚至完全性的跟腱断裂。断端可参差不齐，一般损伤在跟腱的附着点以上2～3 cm处，跟腱包膜可以完整。直接与间接暴力的联合损伤多是跟腱处于紧张状态时，局部受到垂直方向的重物砸伤，加之小腿三头肌的突然猛力收缩造成跟腱的断裂。局部皮肤挫伤较严重，周围血肿较大，跟腱断端亦可参差不齐。

临床表现为跟腱断裂时可闻及断裂声，跟腱部疼痛、肿胀，有皮下瘀斑。足跖屈无力，但由于足趾的屈肌和胫后肌腱的代偿，跖屈功能不一定完全丧失。跟腱完全断裂时，在断裂处可摸到凹陷空虚感，同时跟腱近端由于小腿三头肌的收缩而向上回缩，在腓肠肌肌腹内可摸到隆起物。跟腱损伤多发生于20～40岁的男性，临床上分为完全性断裂与不完全性断裂，以后者较多见。

治疗上多采用手术治疗方式，对于新鲜的完全性或开放性断裂，早期施行手术缝合；对陈旧性断裂伤，因腓肠肌短缩，一般常做跟腱修补，可采用近侧肌腱延长或用阔筋膜修补缺损。

（一）中医治疗

1. 中药疗法

早期治宜活血祛瘀、消肿止痛，方用续骨活血汤、七厘散、活血丸、舒筋丸等。后期治宜补益肝肾、强筋壮骨，方用六味地黄丸、壮筋续骨丹。后期可外用熏洗及外擦药物，如海桐皮汤外洗、跌打酒外擦。

2. 推拿疗法

手术后期，可于解除外固定后在局部施用按压、揉摩手法，以及在小腿三头肌部做按压、揉摩，加速肌肉松弛，促进功能恢复。

3. 制动固定

跟腱部分断裂者，可选用管形石膏固定于膝关节屈曲、踝关节跖屈位3～4周。跟腱修补缝合术后者，需延长固定时间1～2周。

（二）康复治疗

1. 保守治疗的康复

早期应指导做股四头肌的收缩锻炼，外固定解除后指导做踝关节的伸屈活动及行走锻炼。

2. 手术治疗的康复

1）术后2周

一般在术后2周内患肢要加压包扎，防止局部充血水肿，采用石膏固定患处，屈膝、踝关节跖屈位，24小时以后可行患处无热量高频电疗，3天以后可改为温热量。患肢股四头肌进行静力训练如直腿抬高，健侧肢体进行肌力训练。

2）术后3周

开始腘绳肌收缩训练。

3）术后4周

开始逐步进行踝关节主动屈伸动作，同时配合使用外固定，可以在治疗师指导下进行水疗。

4）术后5周

需要佩戴足跟垫逐步下地行走，根据训练情况减低跟垫，此时可以配合蜡疗，软化、松解粘连。进行小腿三头肌、腓骨长短肌训练，使用踝关节训练器，进行踝关节活动度训练。

5）术后3~6个月以后

结合康复训练情况可逐步进行慢跑训练，恢复正常训练。主要康复治疗包括组织消炎、消肿，跟腱牵伸治疗，恢复和保持踝关节活动度等。可以使用超短波治疗消炎，消肿，使用超声波软化手术瘢痕，可以用温盐水足浴，用柔和的手法牵拉跟腱，可以使用弹力带拉伸关节。患者负重应该逐渐加重，增加行走训练使用足跟垫，同时进行小腿三头肌训练，踝关节活动度训练，股四头肌训练，同时可配合中医电针、艾灸、中频脉冲电刺激、中药熏蒸、蜡疗等。

八、跟痛症

足跟部皮肤是人体中最厚的部位，其皮下脂肪致密而发达，又称脂肪垫。在脂肪与跟骨之间有滑膜囊存在。跖筋膜及趾短屈肌附着于跟骨结节前方。另一方面，足的纵弓是由跟骨、距骨、足舟骨及第1楔骨、第1跖骨组成，而维持纵弓的跖腱膜，起自跟骨跖面结节，向前伸展沿跖骨头面附着于5个趾骨的脂肪垫上，再止于骨膜上。它们的关系有如弓与弦，在正常步态中，跖趾关节背伸、趾短屈肌收缩、体重下压之重拉力，均将集中于跟骨跖面结节上。跟痛症是跟部周围疼痛疾病的总称。临床上常见于跟后滑囊炎、跟骨脂肪垫炎、跟骨骨刺、肾虚性跟痛症及跟骨骨病等，多为老年肝肾不足或久病体虚，气血衰少，筋脉懈惰，加之体态肥胖，体重增加，久行久站，最终造成足底部皮肤、皮下脂肪、腱膜及滑膜囊等负担过重而发病。

临床常见足跟部疼痛，晨起后站立或久坐起身站立时足跟部疼痛剧烈，行走片刻后疼痛稍减，但行走或站立过久疼痛又加重。部分患者X线片显示跟骨骨赘，但是与跟痛症临床表现无直接相关。跟痛症多见于40岁以上人群。

（一）中医治疗

1. 中药疗法

1）中药内服

早期治宜化瘀、消肿、止痛，方用桃红四物汤加减；中后期治宜舒筋活络、行气止痛，方用肢伤二方。

2）中药外治

早期可外敷定痛膏、损伤风湿膏等，或外用熨风散热敷；中后期可外敷狗皮膏、伤湿止痛膏等，并可配合海桐皮汤外洗。

2. 推拿疗法

在足跟周围行按压、揉摩等手法，以加速局部血液流通，起到活血通络作用。

（二）康复治疗

1. 物理疗法

目前主要采用体外冲击波、红外线、超短波等以消除局部炎症，减轻疼痛等症状，以达到康复的目的。

2. 康复方法

1）跖腱膜牵拉锻炼方法

（1）患者取坐位，屈膝，将患侧足跟置于床面上，踝关节背伸，用手将5个足趾向背侧推压，维持30 s，反复5次。

（2）足跟抬起，臀部坐于足跟上，维持30 s，反复5次。

（3）患者取坐位，患侧足跟抬起，使跖趾关节尽量背伸，用手向下推挤小腿后部，以增加跖腱膜牵拉力量，维持30 s，反复5次。

（4）将患侧足前部抵于墙面，并用力跖屈踝关节，维持30 s，反复5次。

2）跟腱牵拉锻炼方法

（1）比目鱼肌牵拉锻炼：患者面向墙面站立，缓慢弯曲膝关节，呈屈曲位，维持30 s，反复5次。

（2）腓肠肌牵拉锻炼：患者面向墙面站立，保持患侧下肢伸直，患足不动，足跟不得抬起，上半身向前移动，使跟腱受到牵拉，维持30 s，反复5次。

（3）跟腱牵拉锻炼：患者站于斜面板上，身体直立，使跟腱受持续的牵拉，维持30 s，反复5次。

第四节
脊柱伤病的康复

一、颈椎病

由于颈椎间盘退变、突出，颈椎骨质增生、韧带增厚、钙化等退行性病变刺激或压迫其周围的肌肉、血管神经、脊髓引起的一系列症状疾病称为颈椎（C）病。颈椎病发病率为10%~20%，从事伏案工作者发病率最高，无性别差异。颈椎病好发部位依次为第5颈椎与第6颈椎之间、第6颈椎与第7颈椎之间、第7颈椎与第1胸椎之间。椎间盘的退行性变化是颈椎病发生发展最根本的原因。此外长期劳损，如长时间一种姿势低头作业、不良坐姿和睡姿；急性损伤，如驾驶时急刹车、非专业人员在治疗落枕时使用不恰当的颈部旋转扳法，以及在锻炼时反复旋转和过度屈伸颈部，都可导致椎间盘组织以及骨与关节逐渐发生退行性变。

临床上将颈椎病常分为五种类型。

（1）颈型颈椎病：以青壮年较多，常于晨起、过劳、姿势不正及寒冷刺激后突然加剧，急性发作俗称"落枕"。

（2）神经根型颈椎病：多见于30～40岁，一般有颈部外伤史，或多与长期低头或伏案工作有关。发病主要由于颈椎椎体侧方骨质增生，使颈神经根受刺激和压迫所致。

（3）脊髓型颈椎病：以颈椎间盘组织退变为基础，继发相邻椎体后缘增生骨赘形成，黄韧带肥厚，颈椎不稳等病理性改变，使相应节段椎管矢径和有效管腔减小，或伴有颈椎间盘突出而导致颈脊髓受压、缺血，表现为脊髓功能障碍相关临床症状和体征。

（4）椎动脉型颈椎病：椎间隙变窄及颈椎不稳、畸形造成椎动脉扭曲，或颈椎钩椎关节增生、骨赘形成压迫椎动脉，造成椎动脉狭窄，血流减慢，患者出现椎基底动脉供血不足的表现。

（5）交感神经型颈椎病：由于椎间关节退变累及交感神经，引发的多系统症状和体征。

（一）中医治疗

1. 中药疗法

治宜补肝肾、祛风寒、通络止痛，可内服补肾壮筋丸或补肾壮筋汤等。

2. 推拿疗法

常用手法有舒筋法、提拿法、捏揉法、点穴拨筋法、端提运摇法、颈椎旋转复位法、拍打叩击法。操作手法应轻柔，力度适中，不宜粗暴旋转头部。

3. 针灸疗法

针灸可根据临床症状不同，选用风池、肩井、天宗、曲池、合谷、环跳、阳陵泉等。每次治疗15～20 min，每日1次，2～3周为1个疗程。

4. 功能锻炼

各型颈椎病的急性发作期或初次发作的患者，都要适当休息。慢性期应进行伸、屈、侧屈及旋转肌群的颈项功能训练。

（二）康复治疗

1. 治疗原则

颈椎病治疗的基本原则：应该遵循"先非手术治疗，待无效后再手术"这一原则。非手术治疗持续3～6周，约90%的颈椎病可通过非手术疗法得到控制、明显好转甚至痊愈。

2. 治疗目的

颈椎病康复治疗的目的是通过有效的康复手段减轻或消除因椎间盘退变、椎间盘突出、椎间关节不稳等因素刺激或压迫引起的神经症状和体征。对减压及固定术后患者进行康复治疗可以早期恢复及最大限度维持颈椎活动度，增强颈肌肌力，恢复颈椎稳定性，有利于改善和消除颈椎病的相关症状和体征。

3. 主要方法

1）休息

各型颈椎病的急性发作期或初次发作的患者，都要适当休息。病情严重者宜卧床休息，可减少颈椎负载，有利于椎间关节的炎症消退，减轻疼痛。卧床休息应注意枕头的选择及颈部姿势。

2）颈部制动

用颈部矫形器进行颈部制动能够限制颈椎的活动，维持生理和结构上的稳定，减轻由于刺激神经和血管所引发的疼痛和痉挛，是一种常用而有效的治疗方法。但颈部制动会引起肌肉迅速萎缩，导致颈肌无力甚至功能丧失，故在制动的同时，应配合伸、屈、侧屈及旋转肌群的等长和等张收缩训练。

3）颈椎牵引

康复牵引主要应用皮牵引，主要方法有机械牵引、手法牵引和自身牵引。通过牵引治疗可以牵开和分离关节突、关节面；增大椎间孔和椎间隙，减轻神经根压迫和刺激；整复滑膜嵌顿及小关节脱位；改善椎动脉的血液循环；减少炎症反应、疼痛和肌肉痉挛。牵引时必须掌握好牵引的角度、力量和时间三个要点，从而达到最佳的效果。严重脊髓型颈椎病和影像学检查提示脊髓、硬膜囊受压、椎管内压增高及炎症水肿期的患者禁用颈椎牵引。

4）物理治疗

物理治疗是一种无创治疗，可以镇痛，缓解颈部肌肉痉挛，消除炎症水肿，改善局部组织血液循环，调节自主神经功能，促进肌肉的恢复，对颈椎病有一定疗效。常用的治疗方法有热疗、直流电药物离子导入法、低频电疗法、高频电疗法、红外线理疗、磁疗法等。

5）运动疗法

运动疗法是通过运动颈椎关节和肩关节，保持关节的灵活度，锻炼颈部肌群的伸缩功能，增强颈肌肌力，维系颈部软组织的自然弹性，避免或松解粘连，增进颈椎的稳定性。运动疗法的形式很多，可以根据颈椎病的不同类型、不同阶段选择合适的运动方法。颈椎康复运动活动训练主要有颈椎被动活动训练、颈椎主动活动训练、颈肌等长等张收缩训练和颈部悬吊训练等。

二、腰椎间盘突出症

由于退行性变或受到外伤等因素造成髓核突破纤维环的束缚，突出到纤维环之外，就发生了腰椎间盘突出。如果突出的椎间盘导致椎管内相邻的组织如脊神经根、脊髓、马尾等遭受化学刺激或物理性压迫，进而表现出腰骶部酸痛、腿痛、麻木，甚至大小便失禁、双下肢不完全性瘫痪等一系列神经症状，则发展成为腰椎间盘突出症。

腰椎间盘突出症好发于20～40岁的青壮年，占腰椎间盘突出症总患者数的80%，男性多于女性。下腰部椎间盘为腰椎间盘突出症好发部位，其发病率约占总患者数的98%。椎间盘退行性变是造成纤维环破裂、髓核突出的基本原因。急性或慢性损伤为发生椎间盘突出的主要外因。在某些情况下，甚至由于腰部的轻微扭动，也可导致腰椎间盘突出的发生，如弯腰洗脸时、打喷嚏或咳嗽后也能引起腰椎间盘突出症。腰腿痛是最主要的症状。在行走时常取前倾位，卧床休息时取弯腰、侧卧、屈髋、屈膝的"三屈位"。突出的椎间盘刺激不同的神经根，可出现不同节段的皮肤感觉减退、肌力下降、腱反射减弱及一些特殊体征。

（一）中医治疗

1. 中药疗法

急性期或初期治宜活血舒筋，可用舒筋活血汤加减；慢性期或病程久者，体质多虚，治宜补养肝肾、宣痹活络，内服补肾壮筋汤等；兼有风寒湿者，宜温经通络，方用大活络丹等。

2. 推拿疗法

未破裂型腰椎间盘突出症手法治疗效果较好，破裂型效果不佳，巨大突出的中央型为手法治疗的禁忌。对适合手法治疗的患者，要根据其病情轻重、病变部位、病程、体重等选择适宜的手法，并确定其使用顺序、力量大小、动作缓急等。如急性期疼痛较重者，施以肌松类手法，可先下肢后腰骶，先健侧后患侧，先周围后患处、痛点，循序渐进，且轻柔缓和。而初次发病但症状较轻和恢复期缓解者，继肌松类手法后可施以牵引、整复类手法。而病程迁延日久者，可适当增加整复类手法。

常用的治疗手法有肌肉松弛类、牵引类、被动整复类。肌肉松弛类手法有滚法、揉法、推法、按法、点法、拿法、拍法、击法、下肢抖法和振法；牵引类手法有拔伸法、屈曲法、牵拉法、牵抖法、背法；被动整复类手法有扳法，包括腰部斜扳法、直腰旋转扳法、弯腰旋转扳法、后伸扳法、直腿抬高法、足蹬法、折腰法、摇法和绞腰法。

3. 针灸疗法

针灸可取肾俞、志室、气海俞、命门、腰阳关等穴。

（二）康复治疗

腰椎间盘突出症患者应积极配合运动疗法，以提高腰背肌肉张力，改变和纠正异常力线，增强韧带弹性，活动椎间关节，维持脊柱正常形态。

1. 早期练习方法

五点支撑法，仰卧位，用头、双肘及双足跟着床，使臀部离床，腹部前凸如拱桥，少顷放下，重复进行。三点支撑法，在前法锻炼的基础上，待腰背稍有力量后改为三点支撑法，即"仰卧位，双手交叉放于胸前，用头和双足跟支撑身体抬起臀部"。

2. 恢复期练习方法

1）体前屈练习

身体直立，双腿分开，双足同肩宽，以髋关节为轴，上体尽量前倾，双手可扶于腰两侧，也可自然下垂，使手向地面接近。做1~2 min，还原，重复3~5次。

2）体后伸练习

身体直立，双腿分开，双足同肩宽。双手托扶于臀部或腰间，上体尽量伸展后倾，并可轻轻震颤，以加大伸展程度。维持1~2 min后还原，重复3~5 min。

3）体侧弯练习

身体直立，双腿分开，双足同肩宽，双手叉腰。上体以腰为轴，先向左侧弯曲，还原中立，再向右侧弯曲，还原中立，重复进行并可逐步增大练习幅度。重复6~8次。

4）弓步行走

右脚向前迈一大步，膝关节弯曲，角度大于90°，左腿在后绷直，此动作近似武术中的右弓箭步。然后迈左腿成左弓步，左右腿交替向前行走，上体直立，挺胸抬头，自然摆臂。每次练习3~5 min，每日2次。

5）后伸腿练习

双手扶住床头或桌边，挺胸抬头，双腿伸直交替后伸摆动，要求摆动幅度逐渐增加，每次3~5 min，每日1~2次。

6）提髋练习

身体仰卧，放松。左髋及下肢尽量向身体下方送出，同时右髋右腿尽量向上牵引，使髋骶关节做大幅度的上下扭动，左右交替，重复1~8次。

7）蹬足练习

仰卧位，右髋、右膝关节屈曲，膝关节尽量接近胸部，足背勾紧，然后足跟用力向斜上方蹬出，蹬出后将大小腿肌肉收缩紧张一下，约5 s。最后放下还原，左右腿交替进行，每侧下肢做20~30次。

8）伸腰练习

身体直立，双腿分开，双足同肩宽，双手上举或扶腰，同时身体做后伸动作，逐渐增加幅度，并使活动主要在腰部而不是髋骶部。还原休息再做，重复8~10次，动作要缓慢，自然呼吸不要闭气，适应后可逐渐增加练习次数。

三、腰椎管狭窄症

腰椎的椎体和附件之间形成一个孔状结构称为椎孔，椎体是靠椎间盘、后纵韧带等，附件靠黄韧带、棘间韧带等连接在一起。多个腰椎的椎孔连接起来就构成了腰椎椎管，椎管内有脊髓通过。凡造成腰椎椎管、神经根根管及椎间孔隧道的变形或狭窄而引起马尾神经或神经根受压出现腰腿痛、间歇性跛行临床症状者，称为腰椎管狭窄症，腰椎管狭窄症又称腰椎管狭窄综合征，多见于中老年人，约80%发生于40～60岁，男性较女性多见，体力劳动者多见。腰椎管狭窄症按病因分成先天性（原发性）椎管狭窄和后天性（继发性）椎管狭窄两大类。继发性腰椎管狭窄症为退行性变等后天因素所致，腰椎退行性变如腰椎骨质增生、黄韧带及椎板肥厚、椎体间失稳等使腰椎管内径缩小、容积变小，可引起神经根或马尾神经受压而发病。腰痛仅表现为下腰及骶部疼痛，间歇性跛行是腰椎管狭窄症的主要特征。症状重、体征轻是本病的特点之一。在患者伸腰活动后立即检查，体征较明显。直腿抬高试验阳性者少，部分患者小腿外侧痛觉减退或消失，跟腱反射消失，膝反射无变化。

（一）中医治疗

1. 中药疗法

肾气亏虚者，治宜补肾益精，偏于肾阳虚者，治宜温补肾阳，可用右归丸或补肾壮筋汤加减；偏于肾阴虚者治宜滋补肾阴，可用左归丸、大补阴丸。

外邪侵袭型属寒湿腰痛者，治宜祛寒除湿，温经通络。风寒盛者以独活寄生汤为主，寒邪盛者以麻桂温经汤为主，湿邪偏重者以加味术附汤为主。属湿热腰痛者，以加味二妙汤为主治疗。

2. 推拿疗法

适用于轻度椎管狭窄的患者，根据其腰痛及腿痛情况，可选用点穴舒筋、腰部三扳法、抖腰法等手法。但是手法应缓和，不可粗暴，以免加重损伤，对于椎体滑脱者应慎用手法治疗。急性期应卧床休息，一般2～3周。症状严重者，可采用屈曲型石膏背心或支架固定，以减少腰骶部后伸。

3. 针灸治疗

可取肾俞、志室、气海俞、命门、腰阳关等穴进行针刺和艾灸治疗。

4. 功能锻炼

病情缓解后应加强腰背肌锻炼，还可练习行走、下坐、蹬空、侧卧外摆等动作，以增强腰腿部肌力。

（二）康复治疗

康复治疗原则与腰椎间盘突出症相同，参照腰椎间盘突出症的康复治疗方案、方法。

（三）其他疗法

可进行硬脊膜外封闭或骶管封闭；可采用超短波中药离子局部透入或红外线、频谱仪、TDP疗法（特定电磁波谱疗法）等方法理疗；对于诊断明确，经过正规非手术治疗6个月无效，反复发作症状严重或突发性腰椎间盘突出症根性痛剧烈无法缓解，并持续加剧者，以及腰椎间盘突出合并神经功能丧失或马尾神经功能障碍者，应考虑手术治疗。

四、脊柱骨折脱位及脊髓损伤

脊髓位于椎管内，呈前后稍扁的圆柱形，借前后两个纵沟分为对称的两半。长约45 cm。上端连接延髓、下端终于第1腰椎下缘水平，终于圆锥；自圆锥向下延长为终丝，止于尾骨背面的骨膜。脊髓由于齿状韧带向下倾斜的拉力使其悬吊于硬膜内，借此得以平衡脊髓所受的张应力和轴向拉力，保持了脊髓位于近中线处，防止了骨性碰撞或震荡，而硬膜外脂肪和脑脊液的缓冲作用也对脊髓有明显保护作用。

对急性脊髓损伤造成截瘫的患者进行手术治疗，可解除脊髓及神经根的压迫，清除突出到椎管的异物、骨片及椎间盘组织，用相应的内固定稳定脊柱，达到恢复神经功能、防止晚发脊髓损害的目的，并能使患者早日活动，防止长期卧床的并发症。截瘫患者大多有明确的高处坠落、重物撞击及车祸等外伤史。老年人由骨质疏松可以仅有轻微的外伤史，如臀部着地跌倒、直立下坐等，导致脊柱骨折脱位后骨折块移位，椎体关节脱位，椎间盘或黄韧带压迫，以及硬膜内（外）出血或脊髓外水肿等原因可造成脊髓神经损伤，出现完全性或不完全性实质瘫痪或截瘫。

（一）中医治疗

1. 中药疗法

外伤性截瘫的早期，多为瘀血瘀滞、经络不通，宜活血祛瘀、疏通督脉，兼以壮筋续骨，方用补阳还五汤加减。术后8周以后，因督脉络阻，多属脾肾阳虚，宜补肾壮阳、温经通络，方用右归丸加补骨脂、穿山甲等。后期，血虚风动，呈痉挛性截瘫，宜养血柔肝、镇痉熄风，方用四物汤加蜈蚣、全蝎、钩藤、伸筋草等。气血亏虚者，应予以补益之品，方用八珍汤、补中益气汤或归脾汤加减。

2. 针灸疗法

针灸治疗可取肾俞、志室、气海俞、命门、腰阳关等穴进行针刺和艾灸治疗。

（二）康复治疗

1. 康复目标

1）住院期间的康复目标

脊髓损伤患者因损伤的节段、损伤程度的不同，其具体的康复目标是不同的。住院期间的康复目标主要为防止并发症，对残存肌力或受损平面上的肢体进行耐力训练，为出院后的康复创造更有利的条件。

2）出院后的康复目标

出院后的康复目标主要是进行站立和步行训练，轮椅操作训练，能抬前轮，上下台阶，应用动作训练，增加患者的独立能力，使患者回归正常生活，回归社会。

2. 康复过程的原则与方法

1）术后8周以内

即脊髓损伤术后早期，此期康复主要在床上进行，包括以下几方面。

（1）正确卧位：患者仰卧位时髋关节伸展，在两腿之间放1~2个枕头，可保持髋关节轻度外展。膝伸展，但不能过伸。踝关节背伸，脚趾伸展。四肢瘫患者肩关节应内收、保持中立位或前伸，勿后缩，肘关节伸展，腕背伸约45°，手指轻度屈曲，拇指对掌，预防形成丧失功能的"猿手"。患者双上肢放在身体两侧的枕头上，肩下垫的枕头要足够高，确保两肩不后缩，亦可将两枕头垫在前臂或手下，使手的位置高于肩部，这样可以预防静止的肢体发生重力性肿胀。患者侧卧位时，髋及膝关节屈曲位，两腿之间垫上双枕，使上面的腿轻轻压在下面的枕头上，踝背伸，脚趾伸展，下面的肩呈屈曲位，上肢放于垫在头下和胸背部的两个枕头之间，以减少肩部受压，肘伸展，前臂旋后，上面的上肢也是旋后位，胸壁和上肢之间垫一个枕头。

（2）胸廓治疗，积极进行呼吸训练。

（3）在紧急阶段，因需要补液，难以控制入量时，应留置导尿管。在停止静脉补液之后，开始间歇导尿和自助排尿训练。

（4）在患者处于脊髓休克期内时，每日要进行2次被动运动，以后每日可做1次，一直持续到患者能够进行主动运动，并且能够靠自己的力量保证充分的关节活动范围为止。进行被动运动时，每个肢体大约活动5 min，以促进血液循环，除了脊柱和对脊柱有影响的肩关节屈曲外展限制在90°、直腿抬高不得超过45°外，每个关节都要进行数次的全范围的活动。被动活动要限制在无痛范围内，被动活动的顺序从近端到远端，活动全身诸关节。

（5）术后第1天就要对有神经支配的肌肉进行轻柔的辅助主动运动，并逐渐过渡到主动运动，并尽早进行独立的功能性上肢运动。如肱三头肌无功能时的伸肘动作，通过肩外旋、前伸、放松肱二头肌，靠重力使肘关节伸展。

2）术后8周到6个月

处于离床期康复阶段，康复主要包括以下几个方面。

（1）血管调节训练。包括循序渐进的坐位训练或起床的站立训练，从倾斜30°开始，每日2次，每次15 min。当患者无不良反应时，逐渐增大角度和延长时间，直到能直立90°而无不适感为止。

（2）减压动作训练。为了预防压疮，患者要养成减压动作。

（3）关节活动度训练。脊髓损伤的患者不仅需要防止关节挛缩，而且必须充分发挥代偿动作的效果，以获得日常生活动作。

（4）肌力增强训练。增强肌力是指增强残存的肌力，主要指背阔肌、上肢肌、腹肌肌力的增强。一般常用抗阻力训练，根据不同的情况和条件可选用徒手或哑铃、弹簧、拉力器，以及重物滑轮系统等简单器械进行抵抗运动。训练可在床上、垫上及轮椅上进行。

（5）功能性动作训练。该训练包括翻身训练、坐起训练、坐位训练、床边椅坐位平衡训练、转移动作训练等。

3）术后6个月以上

即为后期的康复，主要内容包括以下几个部分。

（1）轮椅训练。首先是轮椅上的平衡训练；其次训练基本操作，如手闸的操作、卸下扶手、从地板上捡起物品、用手向下触摸脚踏板，以及在轮椅上使臀部前移的支撑动作等。简单的轮椅驱动包括在平地上的驱动和上下肢的训练，复杂的轮椅驱动包括后轮平衡、轮椅侧方跳跃等。

（2）站立训练。站立和步行是截瘫患者最大的愿望。对于截瘫患者的站立训练在早期就应进行，其目的主要是训练血管的神经调节功能。

（3）步行训练。条件允许时，要鼓励所有患者站立、步行。站立、步行可以防止下肢关节挛缩，减少骨质疏松，促进血液循环。不是所有节段损伤患者均能步行，第2颈椎到第4颈椎损伤是不能步行的，第5颈椎至第7颈椎损伤只能在平行杠内站立，而第8颈椎到第5胸椎损伤可在平行杠内步行，第6胸椎至第9胸椎损伤可用拐杖步行，第10胸椎及以下损伤具有功能性步行能力。

（4）生活自理能力训练。除了损伤部位极高者之外，所有患者都应学习穿衣动作，四肢瘫患者还必须学习进食饮水、梳头、刷牙、洗脸等日常生活自理动作。

第五节 筋伤术后的康复

一、膝前交叉韧带重建术后的康复

前交叉韧带损伤大多数发生在运动时,尤其是方向快速变化和跳跃时,如篮球、足球、橄榄球、滑冰和曲棍球等项目。前交叉韧带损伤的机制包括接触型和非接触型。前交叉韧带损伤是运动员最常见的损伤,直接病因为膝关节减速外翻、外旋或减速内旋和过度后伸;另外,膝盖伸直位时内翻或屈曲位时外翻损伤均可导致前交叉韧带损伤。此外,来自膝关节后方的暴力也可使前交叉韧带损伤,甚至断裂,如果韧带断裂可造成膝关节的不稳定。随着前交叉重建技术的日渐成熟,重建术后获得了较好的临床疗效,术后膝关节稳定性明显改善,同时前交叉韧带重建术后康复也越来越受到重视。

(一)中医治疗

中药疗法

1)中药内服

膝前交叉韧带重建术后早期宜活血祛瘀、消肿止痛,如用桃红四物汤、舒筋活血汤;后期宜补益肝肾、舒筋活络,可内服补筋丸、健步虎潜丸或补肾壮筋汤。

2)中药外治

膝前交叉韧带重建术后早期外敷消瘀止痛膏或消伤痛搽剂,后期可用海桐皮汤熏洗,然后外贴宝珍膏。

(二)康复治疗

1. 康复目标

1)住院期间的康复目标

前交叉韧带重建术患者在住院期间应尽量完全被动伸直膝关节,控制术后关节疼痛及肿胀;活动度(ROM达0°~90°),早期渐进性负重;防止股四头肌抑制。

2)出院后的康复目标

前交叉韧带重建术后患者,术后2~6周,进行康复练习使ROM达0°~125°,使髌骨达到良好的活动度;减轻手术部位肿胀;恢复正常步态,可无痛行走;在无痛且控制良好的条件下迈上20 cm高的阶梯。术后6~14周恢复正常ROM,下肢具有在无痛且控制良好的条件下从20 cm高的阶梯上迈下的能力;提高日常生活活动(ADL)耐力,提高下肢灵活性;保护髌骨关节。术后14~22周,患者可无痛跑步;最大限度提高力量和灵活性,以满足ADL的要求;跳跃试验时肢体对称度达75%以上。术后22周后,患者对专项运动动作没有恐惧感;获得最大力量和灵活性,满足专项运动要求;跳跃试验时双下肢对称度达85%以上。

2. 康复过程的原则与方法

1)康复原则

依据膝运动解剖学与运动力学特点,为解决膝关节功能运动对膝周围组织剪切力、压力与肌肉萎缩,以及股、胫骨相对滑动和滚动对移植韧带的牵拉等问题,依据不同的损伤、手术方式,以及手术后需解决的具体问题,有针对性地制定、修正与手术配套的个体化方案。

2)康复方法

(1)术后0~2周,可行踝泵运动、压膝运动、滑板训练、直腿抬高训练、弹力带训练等。

(2)术后2~14周,行术肢行走负重训练,上下阶梯训练,此期间要避免关节挛缩和粘连。

(3)术后14~22周,行肌力强化训练,使用综合康复训练器进行抗阻力肌力训练。

（4）术后22周后，行游泳、跑步、骑自行车等提高术肢灵活性及敏捷性的训练。

二、膝后交叉韧带重建术后的康复

膝关节损伤中，后交叉韧带损伤约占3%。在一些创伤中心的膝关节损伤患者中，后交叉韧带损伤发生率高达37%。单纯后交叉韧带损伤约占40%。单纯后交叉韧带撕裂最常见的损伤机制是膝屈曲时胫前直接受撞击。后交叉韧带损伤常合并其他病变。与内、外翻应力相关的过伸、过屈或旋转机制，可导致其他膝关节结构的损伤。后交叉韧带损伤多见于屈膝位时由前向后导致的撕裂伤。暴力自前方作用于胫骨上端，使胫骨后移，无论膝关节处于伸直位还是屈曲位，均可致后交叉韧带损伤。后交叉韧带断裂将引起膝向后脱位，使髌骨之间的接触和摩擦力增加，发生髌骨关节间的骨性关节炎，后交叉韧带单独损伤更为少见，通常同时合并前交叉韧带损伤。

（一）中医治疗

同前交叉韧带术后中医治疗。

（二）康复治疗

1. 康复目标

1）住院期间的康复目标

后交叉韧带重建术后即可立即开始康复。鼓励早期活动患膝。早期活动已证实能减少制动带来的不良影响，如关节软骨变性、胶原过度形成和疼痛。控制术后疼痛和肿胀，防止股四头肌抑制。

2）出院后的康复目标

（1）术后2~6周，控制疼痛和水肿，防止股四头肌抑制，提高髌骨活动度。

（2）术后6~12周，使ROM达到0°~130°，恢复正常步态，可在无痛和良好控制下肢状态下迈上20 cm高台阶或迈上15 cm高台阶，提高ADL耐力和下肢灵活性，保护髌骨关节。

（3）术后12~20周，恢复全部ROM，在无痛且控制良好的条件下能迈下

20 cm高的台阶，提高ADL耐力，增强下肢灵活性，保护髌骨关节。

（4）术后20周后，使患者跳跃测试的肢体对称性达到85%以上，等速测试的肢体对称性达到85%以上，在专项运动中没有恐惧感，最大限度提高肌力和灵活性以满足专项运动的需要。

2. 康复过程的原则与方法

1）康复原则

依据膝运动解剖学与运动力学特点，为解决膝关节功能运动对膝周围组织的剪切力、压力，肌肉萎缩，以及股、胫骨相对滑动和滚动对移植韧带的牵拉等问题，依据不同的损伤、手术方式，以及手术后需解决的具体问题，有针对性地制定、修正与手术配套的个体化方案。

2）康复方法

（1）术后0～2周，可行踝泵运动、压膝运动、滑板训练、直腿抬高训练、弹力带训练等。

（2）术后2～14周，行术肢行走负重训练，上下阶梯训练，此期间要避免关节挛缩和粘连。

（3）术后14～22周，行肌力强化训练，使用综合康复训练器进行抗阻力肌力训练。

（4）术后22周后，行游泳、跑步、骑自行车等提高术肢灵活性、敏捷性的训练。

三、膝半月板修复术及移植术后的康复

半月板承受膝关节的部分应力，其位置与形态随着膝关节的运动而改变。当膝关节处于半屈曲状态时，半月板向后方移动，如果此时突然将膝关节伸直，并伴有旋转，重力在受挤压的软骨上研磨，半月板必定发生破裂。

造成半月板损伤有四个因素，即膝的半屈、内收外展、挤压、旋转。研磨力是导致半月板损伤的主要原因。最容易受损的运动是膝关节由屈曲位转变为伸直位运动，同时伴随旋转。膝关节呈半屈曲位时，关节周围肌肉、韧带较松弛，

可进行内收与旋转活动,容易发生半月板损伤。常见的运动如足球运动员跑步中射门、篮球运动员转身跳跃、铁饼运动员用力掷铁饼等。长期蹲位的工作亦可劳损致伤,如煤矿工人长期蹲位工作,铲煤、抛煤的动作均易造成膝关节半月板的损伤。除外力作用外,半月板自身的改变也是引起损伤的一个重要原因,如半月板囊肿、盘状半月板等的存在,使得轻微的外力即可造成半月板的损伤。

半月板的损伤一般分为以下类型:纵裂(桶柄样撕裂)、前角撕裂、前1/3撕裂、中1/3撕裂、后1/3撕裂、分层掰裂等。

(一)康复治疗

1. 康复目标

1)住院期间的康复目标

半月板修复术患者住院期间重点是被动完全伸膝,控制术后的肿胀与疼痛,屈膝ROM达90°。

2)出院后的康复目标

半月板修复术患者出院后康复训练目标是重获股四头肌自主活动,独立完成家庭治疗性训练计划,恢复全范围的ROM和正常步态,使患者无痛行走负重,能够无痛上下20 cm高的台阶,且能良好控制下肢。提高ADL耐力和下肢柔韧性。术后经过14~22周康复训练后,能够无痛跑,最大限度提高肌力和柔韧性以满足ADL的需要。单腿跳测试双下肢对称性≥85%,等速测试双下肢对称性>85%,对专项运动无惧怕心理,柔韧性达到运动要求的水平,能够独立在院外按计划进行维持和改善治疗效果的体育训练。

2. 康复过程的原则与方法

1)康复原则

半月板修复后负重练习在术后早期应循序渐进。半月板移植术、半月板复合或放射状撕裂修复术后4周内负重应仅限于足趾着地行走。无论哪种半月板术式,在术后保护阶段都应佩戴双侧铰链式支具并锁定在0°,以使受累膝关节维持在完全伸展位。

2)康复方法

(1)术后0~2周,可行踝泵运动、股四头肌等长练习,根据患者恢复情况，嘱患者佩戴双侧铰链式膝支具，下地拄拐行走，进行渐进性负重练习。

（2）术后2～14周，行直腿抬高练习、髋部渐进性抗阻练习。可在水下踏车进行步态练习，以及股四头肌开链等长练习、腘绳肌和腓肠肌牵伸练习。上肢行可耐受范围内心血管功能练习。

（3）术后14～22周，继续下肢肌力和灵活性练习。可以开始简单的训练活动，并逐渐过渡至稍复杂的练习（如双腿跳及拳击训练）。要根据具体运动项目有选择地进行敏捷度训练，如减速运动、剪刀步和短距离跑等。

（4）术后22周后，进行屈膝<90°下渐进性静蹲练习，踏车上倒退跑练习，若下20 cm高的台阶无痛感，则开始踏车上向前跑练习，继续下肢肌力和柔韧性练习、等速练习（从快速到中速），直至跑步时无不适症状，等速测试双下肢对称性超过85%。

（二）药物治疗

膝半月板修复术的药物治疗与前交叉韧带损伤重建术后相同，参照前交叉韧带重建术后辨证用药。

四、肩袖损伤术后的康复

肩袖是由冈上肌、冈下肌、肩胛下肌、小圆肌的肌腱在肱骨头上、后、前方形成的袖套样结构。在一般人群中，肩袖损伤是导致肩关节疼痛和功能丧失的重要病理因素。肩袖损伤的内在因素是肩袖肌腱随年龄增长而出现的组织退化，以及其在解剖结构上存在乏血管区的固有弱点，创伤与撞击则加速了肩袖退化和促成了断裂的发生。四种因素在不同程度上造成了肩袖的退变过程，没有一种因素能单独导致肩袖的损伤，其中的关键性因素应依据具体情况分析得出。临床表现主要有肌肉萎缩、功能障碍、疼痛与压痛。根据肩袖损伤程度可分为三类：肩袖挫伤、部分性断裂和完全性断裂。肩袖修复是手术医生常用的干预方式，以达到减轻患者疼痛的目的。有不同的手术方式被应用于肩袖修复，最主要有关节镜修复和开放手术修复两种方式。

（一）康复治疗

1. 康复目标

1）住院期间的康复目标

患者住院期间（术后3周内）为术后急性期，主要康复目标是保证肩袖的完好性，逐渐增加肩关节的被动活动度，减轻炎症反应和疼痛，防止肌肉萎缩。

2）出院后康复目标

恢复肩关节动力稳定性，减轻疼痛和炎症反应，逐渐恢复肩关节功能性活动，改善肌肉力量和控制力，逐渐恢复肩关节功能性活动。

2. 康复过程的原则与方法

1）康复原则

肩袖损伤的修复原理是去除导致机械性磨损的结构，恢复肌腱的连续性，以消除疼痛，防止撕裂扩大，最大限度地恢复肩关节的活动范围和力量。肩袖修复术后的康复必须考虑肌腱修复部位的组织质量、缝线牢固程度、活动时缝线的张力大小、肌腱撕裂的大小、是否合并三角肌的其他病变、局部是否进行过其他手术、患者对康复的理解及配合程度。最终恢复肩关节正常的肌力和柔韧性，可以从事正常日常活动及体育锻炼。

2）康复方法

（1）术后0~3周，在日常生活中不能频繁使用患肢，并避免突然运动，要求患者佩戴外展支架，并指导患者正确穿脱外展支架，外展位可降低缝合部位的张力，使其更好地愈合。

（2）术后4~7周，解除悬吊制动及外展支架，改善关节活动度，减轻术后疼痛并开始轻柔的肩袖肌群和三角肌的主要活动。活动内容以前屈、外旋、外展和轻度内旋为主，避免主动抬高手臂。可做主动前屈练习，肩袖肌群等长收缩、三角肌等长收缩练习等。

（3）术后8~12周，恢复全范围的肩关节活动度，逐渐进行肩关节力量练习，恢复患者上举90°以下的较低功能性活动，但所有的训练均保持在肩关节平面以下。

（4）术后12周以后，继续进行后关节囊牵伸练习、划船动作或游泳动作练习、哑铃锻炼等，逐渐回归日常生活。

五、髋关节镜术后的康复

髋关节盂唇损伤是关节镜检查中发现的髋关节疼痛的最多见原因。髋关节盂唇的损伤主要是由于股骨对髋臼的撞击或关节囊松弛过度活动造成的。在高尔夫球、曲棍球及足球运动中髋关节的反复运动常导致髋臼盂唇的损伤。外伤直接导致髋臼盂唇的撕裂，在普通人中并不多见，但在运动员中比较常见，如足球和滑雪运动员。

（一）康复治疗

1. 康复目标

1）住院期间的康复目标

控制术后水肿和疼痛，帮助患者了解病因，对患者进行充分的健康教育，让患者在家庭康复中能够遵从自我护理、家庭护理和活动矫正的要求。

2）出院后的康复目标

（1）术后2~4周，继续控制疼痛和水肿，借助适当的辅助装置恢复正常的步态，使休息和行走时基本上没有疼痛感。

（2）术后5~10周，增强肌力、增加活动范围和灵活性，以及不借助辅助装置恢复正常行走，ADL期间无疼痛，能够上下20 cm的台阶且能良好控制体位。骨盆的稳定性能满足日常生活活动需要。髋关节活动范围能够达到功能限度。

（3）术后11~14周，继续优化髋关节活动范围，患肢达到正常肌力。使患者能够达到良好的动态平衡。日常生活活动时无疼痛。

（4）术后14~16周，继续按照康复计划进行训练，尽量减轻训练后的疼痛。

2. 康复过程的原则和方法

1）康复原则

关节镜治髋关节盂唇撕裂的康复应从术后0~2周就开始。康复的进展快慢由关节的潜在疾病及损伤的慢性程度决定。应先利用辅助工具有限制地负重，然后在可耐受的情况下渐进性负重，以便使组织愈合、炎症减轻且疼痛有所控制。

髋关节活动度的增加应在医生设定的参数范围内，以便能充分愈合，并应进行监控，以减轻对髋关节的压力及症状刺激。

2）康复方法

（1）术后0~1周，注意伤口护理，防止感染。教育患者进行正确的床上体位摆放。继续控制术后疼痛和水肿，促进伤口愈合。对患者进行家庭康复指导，包括腹肌练习、用弹力带跖屈练习、臀肌练习、股四头肌练习和伸膝练习等。

（2）术后2~4周，重点是保护愈合中的关节囊，限制髋关节的外旋及过伸。患者在借助拐或步行架的可耐受的条件下渐进性进行平路及上下台阶的负重训练。髋关节肌力练习可以从站立位开始，伤口完全愈合后可以进行水疗。水疗在步态训练时可以利用水的浮力减轻重力，有利于髋部力量练习，包括屈膝屈髋、伸屈膝时伸髋至中立位、髋内收及外展。

（3）术后5~10周，应包括侧卧位下肢蛤壳张合运动和功能性肌力练习，如蹬腿、下蹲、上下台阶练习。

（4）术后11~13周，在这个阶段可以安全使用髋关节肌力训练仪。在椭圆训练仪、自行车、台阶训练仪和（或）越野滑雪仪上对患者进行交叉训练，以改善其耐力并提高其总的有氧输出量。进行渐进性平衡训练，应用阻力带，进行更大动力性运动和不稳定表面的运动练习。

（5）术后14~16周，这一阶段是为想要重返更高水平和更高要求运动的患者或运动员设计的，如在可耐受下从双腿的反复跳逐渐过渡到单腿弹跳。

（二）药物治疗

髋关节镜术的药物治疗与前交叉韧带损伤重建术后相同，参照前交叉韧带重建术后辨证用药。

六、颈椎间盘突出症术后的康复

对颈椎间盘突出症诊断明确，神经根或脊髓压迫症状严重者应采取手术治疗。对中央型和旁中央型椎间盘突出症患者适合颈前路减压术，采用环锯减压摘除损伤的椎间盘并行椎体间植骨融合术效果较好。对原有退变者应同时去除增生的骨赘，以免残留可能的致压物。颈后路减压术适用于侧方型颈椎间盘突出症或多节段受累、伴椎管狭窄或后纵韧带骨化者。单纯的椎间盘突出可采用半椎板及部分关节突切除术，通过减压孔摘除压迫神经根的椎间盘组织；若伴有椎管狭窄或后纵韧带骨化则可采用全椎板减压术。颈椎间盘显微切除术适用于单纯颈椎间盘突出，而对于合并颈椎管狭窄症及后纵韧带骨化症患者，由于减压范围有限，手术效果差，不宜采用此法。颈椎间盘溶核术适用于需要手术的颈椎间盘突出症，尤其是年轻患者，经非手术治疗数周无效则可选用此法。

（一）中医治疗

1. 中药疗法

早期表现为气滞血瘀，术后内服行气活血、消肿止痛中药，多用复元活血汤、膈下逐瘀汤，外敷消瘀膏或消肿散。中期，此期肿痛虽消而未尽，仍活动受限，舌暗红、苔薄白，脉弦缓，证属瘀血未尽，筋骨未复，治宜活血和营、接骨续筋，方用接骨紫金丹。中医对后期有着特殊的作用，中药内服治宜补益肝肾、调养气血，方用六味地黄丸、八珍汤或壮腰健肾汤加减，外贴万应膏或狗皮膏。

2. 针灸疗法

针灸治疗多用于脊柱创伤合并截瘫者。截瘫其伤虽在脊柱，实乃损伤其督脉。督脉属肾络脑，总督全身之阳，手足三阳之脉均交会于此。督脉针灸旨在疏通督脉、温肾壮阳、活血祛瘀，使阳气通达全身，使精血荣养四末，从而恢复机体各部功能。

（二）康复治疗

1. 康复目标

1）住院期间的康复目标

减少术后并发症，为临床恢复创造条件。

2）出院后的康复目标

恢复日常生活及工作能力。

2. 康复过程的原则与方法

1）康复原则

医患、护患合作，全面康复。

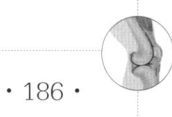

2）康复方法

（1）术后功能练习的早期，以静力练习（关节不活动，保持某一姿势直至肌肉疲劳）为主。逐渐增加小负荷的耐力练习，即选用轻负荷（完成30次动作即感疲劳的负荷量），30次/组，组间休息30 s，2～4组连续练习，至疲劳为止。

（2）颈部肌肉练习（不活动关节）。术后3～4周开始练习，双手交握，置于额前（枕后），颈部向前（后）用力与之对抗，持续每次10～30 s，6～10次为1组，每日2～3组。将手掌置于头同侧，颈部用力与之对抗，持续每次10～30 s，6～10次为1组，每日2～3组。左右侧分别进行。

（3）颈部活动度练习。术后8周开始练习，头向前缓慢、用力屈至极限，停顿3 s，而后缓慢、用力抬起，向后伸至极限，停顿3 s，然后缓慢回到中立位，5～10次为1组，每日3～4组。头向左缓慢、用力屈至极限，停顿3 s，而后缓慢、用力向右屈至极限，停顿3秒钟，然后缓慢回到中立位，5～10次为1组，每日3～4组。

术后较稳定后可进行肩及下肢的肌力练习，从远端开始到近端，如握球练习、肩部肌力练习、站立及平衡练习等。术后8周居家康复期间，一般要求使用颈托或其他支具保护颈部3～4个月。另一方面，患者应尽可能避免猛回头等颈部剧烈旋转的动作。为此患者在睡觉翻身时应注意保持颈部和身体在同一轴线运动，绝不可转头而不转身，也不可转动身体而头颈部不动，使头颈部和身体处于扭转的状态。

应在医生指导下系统地进行康复训练，最大限度地利用四肢功能，特别是手的功能，包括鼓励患者尽可能地做四肢主动运动，必要时家属可辅助进行肢体的被动活动。可以选择进行四肢关节的主动或被动活动，以及肌肉的按摩，也可以辅以针灸、理疗等以提高患者的生活质量，预防和控制患者的并发症。

七、腰椎间盘突出症术后的康复

腰椎间盘突出症的手术方式很多，其主要目的都是去除由突出椎间盘造成的机械压迫和化学刺激，消除或缓解临床症状。单就手术本身来说，这种手术操作是成熟的技术，相对比较简单，并发症少，手术切口小，对腰椎的稳定性破坏也小，绝大多数患者近期及远期疗效均满意，术后能恢复正常的工作和生活，复发率低。但严格来讲，手术治疗和非手术治疗一样，也是对症治疗，而非所谓"治愈"。手术既不能使腰部恢复发病前的状态，也不可能终止腰椎退变的过程。因此，要严格把握手术适应证与禁忌证。

（一）适应证与禁忌证

1. 适应证

（1）腰椎间盘突出症病史超过半年，经过严格非手术保守治疗至少6周无效；或保守治疗有效，经常复发且疼痛较重影响工作和生活者。

（2）神经损伤症状明显、广泛，甚至继续恶化，疑有椎间盘纤维环完全破裂，髓核碎片突出至椎管者。

（3）中央型腰椎间盘突出有大小便功能障碍者。

（4）合并明显的腰椎管狭窄者。

2. 禁忌证

（1）极外侧型突出，因手术视野限制操作困难者。

（2）年龄偏大，小关节增生严重，椎板间隙狭窄明显者。

（3）中央型椎管狭窄或神经根出口狭窄者。

（4）椎间盘突出已完全钙化者。

（5）多节段椎管狭窄者。

（6）开放性手术或椎管内反复注药后复发者。

腰椎间盘突出症手术完毕后，并不意味着整个治疗的结束，手术只是将突出的椎间盘摘除，还需要患者进一步用其他适当的康复手段如功能锻炼等来巩固和增强疗效，避免复发。

（二）中医治疗

腰椎间盘突出症术与颈椎间盘突出症术后中医康复治疗原则相一致，参照颈椎间盘突出症术后康复治疗方案。

(三)康复治疗

1. 康复目标

1)住院期间的康复目标

住院期间的康复目标在于通过宣教让患者了解腰椎间盘的解剖和生物力学,了解腰椎间盘突出的损伤机制,避免术后再突出的风险。教会患者正确移动身体的方法,预防腰椎前凸消失的正确坐姿和减轻疼痛的坐姿。

2)出院后的康复目标

出院后要继续维持和加强腰椎功能训练,并增加肌肉力量及协调性训练,使患者恢复正常的生活和工作。

2. 康复过程的原则与方法

1)康复原则

全面康复训练和治疗,循序渐进,因人而异。

2)康复方法

术后早期以卧床休息和床上功能恢复为主。

(1)术后0~1周,要严格卧床休息,最好是硬板床,铺上一定厚度的棉垫。术后3天可在适宜的腰围保护下,下地做轻度活动。但下床时,应先仰卧位戴好腰围后,然后向健侧或较轻的一侧侧卧,同时屈髋、膝关节,由他人扶起坐于床边,待适应后再下地行走。术后4天以后可以开始腰背肌锻炼。最先进行五点支撑法,然后在此基础上,待腰背肌稍有力量后改为三点支撑法。待仰卧位锻炼适应后,开始进行俯卧位飞燕式锻炼。

(2)术后1~2周,继续上述功能锻炼,幅度以患者能忍受为度。

(3)2周后,积极行弓步行走、后伸腿练习、提髋练习、蹬足练习、悬腰练习等。

第五章

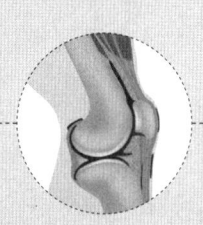

关节置换术后的康复

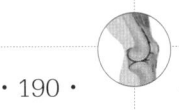

第一节 关节置换术后的康复概述

关节置换术是指用生物相容性和机械性能良好的金属、聚乙烯、陶瓷等材料制成的类似人体骨关节的"人工关节",通过外科手术植入人体内,代替被疾病破坏的人体关节,达到缓解关节疼痛、矫正畸形、恢复关节功能目的的一种术式。目前人工髋关节和膝关节置换术被认为是疗效肯定、性价比很高的治疗方法。其他人工关节如肩、肘及手部小关节置换等都已开展。关节置换术后康复依据客观测量的关节肌肉力量、活动度(ROM)、平衡及本体感觉能力下降等病损情况,分阶段进行康复训练,逐步恢复关节功能和日常生活活动。

(一)中药治疗

关节置换后,人体筋骨遭受损伤,经脉受损,气机失调,血不循经,溢于脉外,离经之血瘀滞于肌肤腠理,"不通则痛",故须疏通气血。一般按三期辨证(早、中、后三期)选择使用。

1. 早期

一般在术后2周内,宜采用"攻"法,但血与气二者是相互联系的,有着不可分割的关系,所以在治疗时必须治血与理气兼顾。常用的有攻下逐瘀法、行气活血法、清热凉血法。

2. 中期

术后2～6周,局部肿胀基本消退,疼痛逐渐消失,瘀未尽去,筋骨未连接,故宜采用"和"法以和营生新、续筋接骨。常用的有和营止痛法、接骨续筋法、舒筋活络法。

3. 后期

术后6周以后,由于气血耗损,往往出现虚证。《素问·三部九候论》云

"虚则补之"。《素问·至真要大论》云"损者温之"。若损伤日久，复感风寒湿邪，宜采用温经通络的方法，故后期应采用"补""温"法，常用的有补气养血法、补养脾胃法、补益肝肾法、温经通络法。三期辨证是以调和疏通气血、生新续损、强筋壮骨为主要目的，临证时，必须结合患者体质及损伤情况辨证施治。

（二）康复治疗

术前将患者的功能进展情况记录于《功能要点记录表》。该表专为测量关节置换术患者住院期间功能进展情况而制定，并且经证实具有统计学有效性及可信度。

康复师、手术医生及多学科性治疗小组成员合作，结合收集到的资料，制定出第一阶段康复指导原则。康复师再根据每个患者的功能移动性、力量、ROM、步态及平衡性进行测量和评估，制订第二、第三阶段的康复计划。

全髋关节置换术后最常见的病损包括髋部肌肉力量缺乏、髋关节活动度（ROM）减小、站立平衡及本体感觉能力下降、功能性活动耐受不良、移动性活动中疼痛增加。

全髋关节置换术后康复治疗的主导思想是以病损为基础，将重点放在减轻疼痛、增强肌力及柔韧性、恢复移动性、告知患者牢记禁忌、训练日常生活活动和培训患者及家属。根据术前收集的功能数据，设计全膝关节置换术术后早期或住院期间患者的治疗方案。在接下来的第二和第三阶段的术后康复则根据客观测量获得的功能、ROM、步态、力量、屈曲和平衡等改善和变化进行制定。全肘关节置换术术后的康复是漫长而又艰巨的过程。应根据基本科学原则、手术后修复组织的愈合以及术中骨解剖显露的程度不同，术后最初几天至术后数周进行除痛的治疗。鼓励患者早期活动，预防肩关节的挛缩与粘连的发生。掌指关节置换康复主要目的是提高掌指关节假体的功能，在愈合的过程中保护掌指关节的正确排列位置。

第二节 全髋关节置换术后的康复

全髋关节置换术（total Hip Arthroplasty，THA）是治疗晚期髋关节炎最常见的手术操作之一。全髋关节置换术主要适用于各类髋关节炎、髋关节发育不良、老年性髋部骨折等疾病，为进一步缓解术后疼痛及改善术后关节功能，术后康复必不可少。

全髋关节置换术后最常见的病损包括髋部肌肉力量缺乏、髋关节活动度（ROM）减小、站立平衡及本体感觉能力下降、功能性活动耐受不良、移动性活动中疼痛增加。功能受限通常累及步态、空间位置的转移、上下台阶、驾车及基本的日常生活活动。全髋关节置换术后康复治疗的主导思想是以病损为基础，将重点放在减轻疼痛、增强肌力及柔韧性、恢复移动性、告知患者牢记禁忌、训练日常生活活动和培训患者及家属。

（一）中药治疗

1. 术前

清湿热，活血化瘀，预防；补气血，增强体质。

2. 术后

补气活血，增强机体功能；清热利湿，促进机体水液代谢；补益肝肾，培本固元，强壮筋骨；饮食疗法促进伤口愈合。

具体辨证论治如下。

1）气滞血瘀证

以活血化瘀理气为法，予血府逐瘀汤加减，药用桃仁、红花、当归、生地黄、牛膝、川芎、桔梗、赤芍、枳壳、甘草、柴胡等。

2）气虚血瘀证

以补气活血通络为法，予补阳还五汤加减，药用桃仁、红花、川芎、当归、赤芍、黄芪、牛膝、延胡索、防己等。

3）脾肾阳虚，水湿泛溢证

以温阳利水为法，予真武汤加减，药用茯苓、白芍、白术、生姜、炮附子。

4）瘀热互结、下焦蓄血证

以逐瘀泻热为法，予桃核承气汤加减，药用桃仁、大黄（后下）、芒硝（冲服）、桂枝、炙甘草。

（二）康复治疗

1. 第一阶段

1）目标

独立地进行转移训练及安全地上下床/坐椅/坐马桶，使用手杖或腋杖在平地及台阶上独立走动，独立进行家庭训练计划，了解有关知识并遵守全髋关节置换术的注意事项，独立进行基本的日常生活活动。

2）注意事项

避免髋关节屈曲超过90°，内收超过中线，内旋超过中立位（后外侧入路）；避免手术侧卧位；避免将垫枕置于膝下以防止髋关节屈曲性挛缩；仰卧位时应使用外展垫枕；如果同时行截骨术，应减轻负重至20%~30%。

3）治疗措施

（1）指导患者进行肌力训练，包括股四头肌的等长收缩，踝泵，仰卧位髋关节屈曲至45°，坐位伸膝及屈髋（＜90°）练习，站立位髋关节后伸、外展及膝关节屈曲练习。

（2）在辅助装置协助下渐进性走动：从助行器到手杖或腋杖，利用辅助装置强化下肢对称性负重及交替步态，非交替性台阶练习。

（3）复习并指导髋部注意事项，进行日常生活活动指导，评估辅助装置的需要情况，同时也可适时选择冷冻疗法。

4）晋级标准

当患者能够实现对称性负重及非防痛步态，则可从助行器过渡到手杖或腋杖。

2. 第二阶段

1）目标

最大限度降低疼痛，无辅助装置下使步态正常化，髋关节后伸0°~15°，控制水肿，独立进行日常生活活动。

2）注意事项

避免髋关节屈曲超过90°，避免内收超过中线，避免内旋超过中立位（后外侧入路）。避免一次性长时间坐位（超过1 h），避免疼痛下进行治疗性训练及功能性活动。避免双腿交替性爬楼梯，直至上下台阶练习均已顺利完成。

3）治疗措施

继续开展后期家庭训练计划，可进行冰敷，也可进行俯卧位训练；短曲柄测力机（90 mm）练习；步态训练；反向活动平板训练；髋部近端肌力强化训练。闭链动力性训练，包括腿部下压练习/离心腿部下压练习，前向上台阶练习（从10 cm、15 cm到20 cm），本体感觉/平衡训练，如双侧动态活动练习及单侧静态站立练习；日常生活活动训练；水池疗法；基线测定，包括功能范围测试、定时起立行走测试及单腿站立时间测试。

4）晋级标准

经过术后8周随访，手术医生认为可解除髋部注意事项；水肿及疼痛均已得到控制；髋关节可后伸0°~15°；无辅助装置下以正常步态可登上10 cm高的台阶；独立地进行日常生活活动。

3. 第三阶段

1）目标

交替上下台阶；能够独立地完成下身穿戴，包括穿脱鞋袜；功能范围、定时起立行走时间及单腿站立时间这些测试结果均应在相应年龄组正常值范围内；恢复特殊的功能性活动。

2）注意事项

避免在疼痛下进行日常生活活动及治疗性训练，监控患者活动量。

3）治疗措施

静态脚踏车练习（170 mm），活动平板练习，下肢牵拉练习，闭链动力性训练，继续前向上台阶练习，开始前向下台阶练习，下肢渐进性抗阻训练，对侧髋部练习，进一步的本体感觉及平衡训练，近髋部渐进性抗阻训练机练习，水池疗法，重新评定功能范围、定时起立行走时间及单腿站立时间，特需活动训练。

4）晋级标准

双腿交替爬楼梯，独立地穿脱鞋袜，功能范围、定时起立行走时间及单腿站立时间均在相应年龄组正常值范围内，患者恢复体育活动或更高级的功能性活动。

第三节 全膝关节置换术后的康复

全膝关节置换术（total knee arthroplasty，TKA）是治疗膝骨性关节炎的一种常用手术方法。TKA旨在恢复软组织平衡，恢复膝关节生物力学，改善关节功能和缓解疼痛。为了更好地获得术后疗效，术后康复是手术成功的重要组成部分。

（一）中医治疗

1. 中药疗法

预防下肢深静脉血栓，以养阴生津，活血化瘀为治则，常用增液汤加紫丹参、川牛膝、鸡血藤、红花、赤芍、白芍、血竭、全当归等活血化瘀药。

2. 推拿疗法

点按足经五输穴治疗。患者取卧位，保持患肢中立，分别点按患侧足经五输穴，即太白、太冲、太溪、陷谷、足临泣、束骨。点按时力度以患者感觉酸胀为度，每穴约3 min，治疗时间约为每次20 min，每日1次，共7次。

3. 针灸疗法

针刺取穴患侧血海、梁丘、犊鼻、内膝眼、阳陵泉、足三里、昆仑、阿是穴。直刺进针，平补平泻，针刺得气后，接电针仪通电，连续波，频率2 Hz，留针30 min，每日治疗1次。

（二）康复治疗

1. 第一阶段

1）目标

无辅助转移；无辅助，利用适当器械在平地行走或上下台阶；能够独立进行家庭练习方案；助力下关节活动度（VAAROM），即主动屈曲80°（坐位），伸直≤10°（仰卧位）。

2）注意事项

避免长时间坐、站立、行走，避免行走和ROM练习时出现严重疼痛。

3）治疗措施

屈膝开始达到60°并逐渐增加；转移训练；利用适当工具辅助在能够忍受疼痛的范围内负重进行步态训练；日常生活活动训练；冷敷；抬高患肢防止水肿；弧步训练（HEP）包括力量练习：股四头肌、臀肌和腘绳肌等长收缩练习，单反训练（SLR），膝关节主动屈伸练习（AROM），坐位屈髋；ROM练习，即坐位进行主动与被动活动屈膝，踝下垫毛巾卷被动伸膝，上楼梯。

4）晋级标准

当住院患者在术后5天内完成第一阶段所有目标时可出院回家；当患者能够协调迈步、双腿负重时，可以将带滚轮的助行器换成手杖行走；当AROM连续2天超过90°可停止CPM机。

2. 第二阶段

1）目标

ROM：主动辅助屈膝≥105°；主动辅助伸膝至0°；尽量减轻术后水肿；迈上10 cm高的台阶；独立进行家庭练习方案；有/无辅助工具下恢复正常步态；独立进行日常生活活动。

2）注意事项

如果存在步态倾斜则避免无辅助行走，避免长时间坐和行走，避免在治疗性练习和功能活动时疼痛，在患肢恢复足够肌力或良好控制时方可爬楼梯时两腿交替。

3）治疗措施

利用毛巾卷或俯卧悬腿进行被动伸膝，主动屈伸膝，助力关节活动度（AAROM）屈膝，足跟滑板，靠墙滑板，ROM＞90°时用短曲柄测力机（90 mm）练习，ROM＞110°时用脚踏车或测力机（170 mm）练习；采用冷敷/抬高患肢/其他方式消肿，髌骨移动，电刺激或生物电反馈用于股四头肌训练，SLE（所有平面）康复预训练（PRE）。进行闭链运动，如蹬腿或者前向上台阶，台阶高度逐渐增加（5 cm增至10 cm）。近侧拮抗练习，使用多功能髋部训练机。闭链运动终末伸膝练习，平衡/本体感觉训练，包括单静态站立，双腿动态活动。确定功能测验的基线值，即拉力练习（TUG）以及条件许可时所达到的功能。利用辅助工具进行步态训练，如侧重主动屈伸膝，足跟蹬地，两腿交替行走和对称负重。洗手间内外进行日常生活活动训练，以及上下车。

4）晋级标准

屈曲＞105°，无股四头肌松弛，有/无辅助工具下步态正常，可迈上10 cm台阶。

3. 第三阶段

1）目标

恢复关节活动度，主动辅助屈膝≥115°，起立时双腿负重对称和相等，独立进行日常生活活动，包括系鞋带和穿袜子。上下楼梯练习，即上行楼梯台阶高15～20 cm，下行楼梯台阶高10～15 cm。股四头肌/腘绳肌力量、控制和柔韧性达到最大，足以满足较高水平日常生活活动需要。功能测验评分，标准为TUG＜15 s，功能距离25 cm。

2）注意事项

如果存在步态倾斜或疼痛则避免上下楼梯练习，得到医生许可方可进行跑、跳和多轴运动。

3）治疗措施

髌骨移动/滑动，循环测功机（170 mm）练习，股四头肌牵拉练习，腘绳肌牵拉练习，腿/离心蹬腿/单侧蹬腿练习，前向上楼梯15～20 cm，前向下楼梯10～15 cm，马步/贴墙壁蹲起，身体前倾逆行踏车，功能性马步。平衡/本体感觉训练，包括双腿和单腿动态活动。

4）晋级标准

患者达到全部目标和功能结果，功能测验结果在该年龄段的正常范围，向前可逐级迈上15～20 cm高台阶/向前可逐级走下10～15 cm高台阶。

第四节 其他关节置换术后的康复

全肩关节置换术（total shoulder arthroplasty，TSA）适用于盂肱关节损伤及病变（肩关节炎、盂肱关节对和不良保守治疗无效者、严重的肱骨近端骨折及肱骨头坏死等）；全肘关节置换术（total elbow arthroplasty，TEA）适用于肘关节恶性肿瘤性疾病、严重的肘关节骨折等；掌指关节置换术主要应用于关节严重变形或功能障碍的各类关节炎（类风湿性关节炎等）。这些手术主要都是为了缓解关节疼痛，改善及恢复关节功能。为了进一步促进术后功能恢复，康复治疗及干预不可或缺。

（一）中医治疗

1. 中药疗法

用当归、续断、熟地黄、土鳖虫、赤芍、骨碎补、自然铜、五加皮、千斤拔等以养血和营，接骨续筋。

2. 推拿疗法

捋顺法：从上肢外侧近端捋向远端，后由上肢内侧捋向其近端，连续交替进行。

3. 针灸疗法

针灸选用合谷、内关、外关、曲池、肩髃穴，缓解术后初期疼痛。

4. 功能锻炼

五指屈伸运动，先将五指伸展张开，然后用力屈曲握拳（掌指关节置换术后应避免）；肩关节置换术后，肘关节下方用毛巾卷支撑，屈肘，上臂贴于胸侧，手握拳。前臂反复做旋前，旋后动作，如同摇扇子动作一样。

（二）康复治疗

★全肩关节置换术

1. 第一阶段

1）目标

控制疼痛与肿胀；抬高活动范围至120°，外旋到30°；独立完成家庭练习计划；独立进行轻微的日常生活活动。

2）注意事项

避免超出正常生活活动的不必要抬高，避免超出医生指定的活动范围。

3）治疗措施

在进行日常生活自理和康复治疗时，去掉吊带固定；进行钟摆练习：①被动活动范围练习；②主动辅助活动范围练习（外旋：仰卧位用木棒，在肩胛平面，医生指定的活动范围，前屈：仰卧位用对侧肢体辅助）、肩胛胸壁活动、肩胛骨强度练习（侧位主动活动范围）；③主动手法施压抗阻力肌力练习，坐位肩胛骨回缩）、肢体远端主动活动范围练习（肘、腕、手）。必要时行冷敷疗法、神经电刺激辅助治疗。

4）晋级标准

疼痛已控制；活动范围抬高到120°，外旋到30°；独立进行轻微的日常生活活动；独立进行家庭练习。

2. 第二阶段

1）目标

控制疼痛，进行正常的日常生活活动；被动活动范围抬高达到150°，外旋达到45°；独立完成家庭练习计划。

2）注意事项

避免疼痛下进行主动的日常生活活动，避免超出医生指定的活动范围。

3）治疗措施

被动活动范围练习，辅助下主动进行活动范围练习（外旋棒，应用木棒在旋转中立位行前屈练习，滑轮），主动活动范围练习（仰卧位前屈，在6周时可内旋传递毛巾），肱骨头控制练习（仰卧/肩胛骨平面外旋或内旋，抬高100°），水疗（池内练习，肩胛骨平面前屈，水平位内收/外展），功能练习（三角肌在中立位；修正中立位，外旋活动范围＞30°，在6周时内旋），动态闭链练习（稳定球，移动重物），应用弹力带行肩胛骨的回缩练习，应用弹力带伸展，室内健身车或上肢测力器，需要时修改计划，合适时修改家庭练习计划。

4）晋级标准

日常生活活动时无疼痛；活动范围（抬高150°，外旋45°）；肱骨头控制良好；独立完成家庭锻炼计划。

3. 第三阶段

1）目标

控制疼痛，加强主动日常生活活动；被动活动范围，抬高至160°，外旋至60°；内旋至第12胸椎；恢复正常肩肱节律，抬高＜90°；改善肌力达到恢复至正常的4/5；独立完成家庭练习计划。

2）注意事项

避免在日常生活中进行疼痛性活动；避免耸肩及不适合生物力学的动作。

3）治疗措施

当能够忍受时，增大活动范围。进行屈曲练习，如拉紧毛巾，拉紧后关节囊；水疗法练习；等长练习：中立位三角肌练习，肩胛骨稳定性，节律稳定性，肩胛骨、肘关节（肱二头肌、肱三头肌）的渐进性耐力训练设备；肩胛骨平面前屈；室内健身车/上身测力机；渐进性耐力训练设备：船，胸部推举机（轻重量）；需要时修改计划；修改家庭练习计划。

4）晋级标准

疼痛控制，日常生活自理有进展；被动活动范围抬高至160°，外旋至60°，内旋至第12胸椎；正常肩肱节律，抬高＜90°；改善肌力达到恢复至正常的4/5；独立完成家庭练习计划。

★ 全肘关节置换术

1. 第一阶段

1）目标

保护性制动；伤口愈合和闭合；控制水肿和炎症；邻近关节进行全范围的ROM练习；肘关节在限定的屈伸范围内充分进行ROM练习。

2）注意事项

密切观察伤口情况（RA患者伤口延迟愈合和感染潜在风险增加）；三头肌预防措施：主动屈肘90°，然后被动伸肘（重力辅助下）；非制动型假体：不要同时外展肩关节和伸肘（可能引起假体脱位）；伸直不超过30°。

3）治疗措施

制动方法的选择（Bledsoe支具，静力型后侧肘托：通常塑形在90°位，静力型前侧肘托，吊带）；伤口护理（监测伤口，更换敷料，敷料不要过于臃肿，以免妨碍活动）；控制水肿（冷水/冰袋，抬高患肢，手法逆行按摩，ACE绷带轻度加压包扎，等张手套；不要使用过紧的弹力套袖）；邻近关节ROM练习（手指、腕和肩进行主动或被动活动练习；对于非制动型假体不要同时外展肩关节和伸肘）；肘关节进行保护下的ROM练习（主动/辅助下轻柔地主动屈肘到90°；依靠重力被动伸肘；轻柔地主动旋前和旋后；如果患者不能进行功能锻炼就需要CPM辅助：30°～90°，每次持续2 h，每日3次）。

4）晋级标准

伤口闭合；三头肌愈合以及假体稳定性足以拮抗更大应力。

2. 第二阶段

1）目标

尽量主动练习肘ROM；尽量减少粘连和瘢痕形成；三头肌主动收缩练习；患肢功能活动。

2）注意事项

进行三头肌主被动屈伸锻炼前需要获得医师许可；不能强力主动伸肘，包括在ADL期（如扶椅子站起）；提重物不能超过0.45 kg和不能做ADL期其他对肘产生应力的动作；不要进行拮抗练习；在移植处未固定的状态下避免内翻/外翻应力。

3）治疗措施

ROM及功能练习（逐步加大屈肘直至不能耐受为止，利用重力练习主动伸肘，并逐渐在其他平面在舒适范围内进行摆放和持物练习，利用略低于最大力量进行三头肌等张收缩，宣教，以避免代偿耸肩和肩前伸活动）；理疗（对三头肌进行按摩、蒸汽浴，以抑制其挛缩，生物反馈疗法抑制三头肌挛缩，采取冰袋和其他减轻水肿的方法）；瘢痕的治疗（拆除缝线或缝合钉后，在伤口干燥且闭合时进行瘢痕按摩，活动软组织，在三头肌止点处做松动按摩，晚间戴上具有轻度加压作用的硅胶/耳状内衬）；功能活动（逐步去除肘托，促进轻度ADL活动，提高自理能力）。

4）晋级标准

稳定性增加，软组织愈合能够承受轻度拮抗练习和系列静力型肘托制动。

3. 第三阶段

1）目标

最大限度获得肘关节稳定被动活动ROM；肌力恢复能够使肘关节的主动活动度与被动活动度相同；功能性肌力达到在无支具辅助下进行ADL、工作等；患者了解预防措施和潜在并发症。

2）注意事项

禁止强力牵伸；禁止关节松动；避免使用动力型肘托（该托可能对肘施加过大和无法控制的外力）；不要以牺牲稳定性换取ROM；终生注意事项（提或举东西最多不超过2.27 kg；伸肘时不要负重；不做击球类运动，如高尔夫和网球）。

3）治疗措施

肘托固定或被动关节活动范围以最大限度获得稳定的ROM（静力型屈肘托可循序渐进，每日间断穿戴，静力型伸肘托则需晚间或白天间断穿戴，前述肘托的替代方法是采用梅奥诊所通用肘支具，关节被动活动度在最大范围内轻柔伸展）；轻柔肌力练习（抗重力伸肘练习过顶等长练习，三头肌、二头肌和肩胛部肌肉轻度抗阻力练习，若三头肌无力和严重粘连可进行神经肌肉电刺激）。

4）功能恢复

终生遵守注意事项，鼓励恢复功能活动。

5）出院标准

获得功能性ROM，肌力能满足所有轻度ADL；可独立在家进行练习，保护关节，掌握注意事项。

★掌指关节置换术

1. 第一阶段

1）目标

提供正确的支具保护；保护修复的结构；减少肿胀和疼痛；获得伤口的完全愈合；保护受累关节的活动；保持未受累的关节的主动活动范围，包括腕和拇指。

2）注意事项

不要使用受累手指进行功能活动，防止掌指关节受到尺偏力，避免过力被动活动、牵拉或对抗，不要尝试活动假体关节，改进治疗方案以便进行附加手术，例如拇指掌指关节和指间关节融合以及其余手指的指间关节融合。

3）治疗措施

根据不同的状况选择合适的支具，掌指关节背伸中立位，10°桡偏，腕关节15°背伸可选用动力型掌指关节背伸支具，掌指关节背伸中立位，10°偏，指间关节背伸，腕关节15°背伸时，可选用静态型掌指关节背伸支具，掌指关节屈曲至最大的70°，10°偏，指间关节背伸，腕关节15°背伸，选用静态型掌指关节屈曲支具。缓解肿胀和疼痛，告诉患者抬高患肢，冷敷，逆向按摩；伤口护理，如更换敷料，观察伤口；手指AROM训练或AAROM锻炼，如肌腱滑动，拇指与示指、中指对指，手指桡向移动；由理疗师进行轻柔的被动活动，如掌指关节屈曲，避免尺偏，轻轻拉伸内在肌；未受累关节的活动范围锻炼，拇指、肘、前臂、肩。

4）晋级标准

肿胀和疼痛得到很好的控制，手术切口完全愈合，掌指关节稳定。

2. 第二阶段

1）目标

通过持续的支具固定和活动矫正保护掌指关节成形术，减少剩余的肿胀和疼痛，减少伤口的粘连，获得掌指关节的主动活动范围，在遵守关节保护原则下进行轻度的功能活动。

2）注意事项

不进行带有抵抗力的活动或锻炼，防止掌指关节受到尺偏力。

3）治疗措施

持续的支具保护，连续静态或渐进性静态掌指关节屈曲支具，对于保证掌指关节的屈曲功能是必需的；继续第一阶段的肿胀治疗，必要时加以轻度张力细带，应避免过紧；软组织预处理，在活动和瘢痕治疗前进行表浅的热敷；切口愈合后的瘢痕治疗，瘢痕按摩，硅敷料外敷；主被动活动范围锻炼，避免掌指关节的尺偏，腕关节功能训练；在遵守关节保护原则下进行轻度的功能活动。

4）晋级标准

轻度主动活动和功能锻炼时轻微疼痛，经医生允许患者可进行肌力练习。

3. 第三阶段

1）目标

获得最大稳定的手指主被动活动范围，获得功能所需的手部力量，保持正确的手指排列，在清楚关节保护原则的情况下提高安全的手部功能，在保护关节的同时获得日常独立生活能力。

2）注意事项

不能靠牺牲掌指关节的稳定性来获得更大的活动范围，有阻力的锻炼必须小心，避免侧向捏指等促使掌指关节尺偏的锻炼，患者必须终生遵循关节保护原则，避免假体过度受力，尤其是尺偏力。

3）治疗措施

在手术后第6～8周，在医生的指导下逐渐脱离使用外支具；在夜间继续使用静态型掌指关节背伸支具保护关节；进行功能活动时可考虑使用氯丁橡胶抗尺偏支具；按需要继续控制肿胀和治疗；瘢痕成熟前继续进行瘢痕按摩；通过治疗性锻炼，轻轻牵拉以及必要时增加屈曲支具（序列的静态型或静态型进展支具）获得稳定的最大主被动活动范围，防止掌指关节尺偏；轻度有阻力握拳和三指捏指锻炼；避免侧向捏指；向患者重新强调关节保护的原则，提高安全进行功能性活动的自理能力。

4)出院标准

在家中独立进行支具应用,瘢痕按摩,关节保护和治疗练习;理解并运用关节保护的原则,手的功能性活动范围和力量达到一定程度;在遵循关节保护的原则下能独立进行轻度日常活动。

第六章

常见骨病与骨关节病的康复

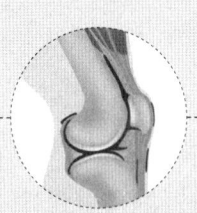

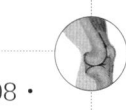

第一节 骨质疏松症的康复

尽管骨质疏松症早已存在，但该病是一项相对新的诊断。1994年以前，曾有人报道了一种老年人中的轻微创伤骨折综合征，但并没有确定病因。1994年世界卫生组织（WHO）确定了骨质疏松症的诊断标准为骨密度（bone mineral density，BMD）比正常25～30岁白种女人的平均值低2.5个标准差以上。有文献指出，有时骨质疏松症被比作无声无息的窃贼，它是一种盗取骨骼资源且引起骨骼微结构恶化的疾病，尤其常见于绝经后女性和老年人。减弱的骨强度常造成骨质疏松患者骨折风险的增加，每年有约150万例与骨质疏松相关的骨折发生。

（一）中医治疗

1. 中药疗法

（1）中药内服

可用黄芪、党参、生白术、茯苓、黄精、杜仲、续断、楮实子、枸杞子、女贞、牡蛎等药健脾滋肾。疼痛明显者，加延胡索、鹿蹄草、合欢皮；阳虚畏寒者，加仙茅、淫羊藿，或鹿角片、巴戟天；阴虚内热者，酌加生地黄、知母、石斛；胁肋疼痛、肝郁明显者，常加用柴胡、郁金、八月札；疼痛固定明显、舌暗、血瘀阻滞者，酌加当归、赤芍、丹参、桃仁、蒲黄、五灵脂等。

（2）中药外治

可用乳没、土鳖虫、当归、秦艽、防风、羌活、毛姜、续断、鸡血藤等药物同等剂量，每日2次煎水热敷腰脊等疼痛之处。

2. 推拿治疗

骨质疏松出现腰脊疼痛伴肌肉僵硬，运用以下手法。

第一步，患者俯卧位，术者用双手拇指点揉背腰部足太阳膀胱经夹脊、肾俞、环跳、委中、承山等穴。

第二步，助手用双手拇指弹拨脊柱两侧竖脊肌，然后术者双手叠掌，掌根揉上述骶棘肌。

第三步，术者一手伸手垫于下面，一手握拳频击手背，沿脊柱中线督脉循经路线自上而下不断叩击，力量适中。

第四步，术者用手掌从脊柱两侧自上而下按推，推到腰部3次，第4次可沿太阳膀胱经循行路线推至足跟，两侧相同。

上述四步作为1节，一般每次做3节，每周2~3次。

（二）康复治疗

1. 体位和人体力学

1）目标

维持中立的脊柱体位，防止椎体骨折，提物时维持正确的力线。

2）注意事项

注意当前的骨折。

3）治疗措施

站立体位，注意坐位姿势，注意睡姿，抬重物（盒子或箱子），练习高尔夫提物（只对于平衡不协调的患者）起床动作（滚圆木样）。

2. 柔韧性

1）目标

维持ROM，预防体位性畸形脊柱伸展，维持软组织伸展性。

2）注意事项

注意椎管狭窄，椎体滑脱，椎体前移，肩部病理学，髋部病理学。

3）治疗措施

仰卧位及坐位胸肌伸展，门框伸展，墙角伸展，俯卧撑，手膝支撑前后摇摆，颈椎AROM，胸锁乳突肌、上方绳圈伸展背屈伸展，腰部拱桥锻炼。

3. 力量强化

1）目标

维持力量，改善维持体位的肌肉，稳定腹肌，改善平衡。

2）注意事项

注意当前的骨折。

3）治疗措施

（1）正常BMD：俯卧位伸展和下腹稳定练习，非负重下蹲和弓箭步闭合链练习，渐进性抗阻练习，适当时做哑铃练习。同时可进行器械锻炼，比如举重、踏车、上肢测力计、骑自行车等。

（2）骨量减少：以上的正常BMD练习，使用Thera训练带进行肩胛收缩练习，俯卧位肩胛收缩，俯卧位下斜方肌，胸背肌，颈椎收缩，站立位下斜方肌收缩。

（3）骨质疏松：①体位锻炼，肩部收缩，坐位上肢本体感受神经肌肉强化，0~70°弓状滑墙运动，坐位或站位收腹上肢上提。②垫上锻炼，下腹部稳定性练习，屈肘俯卧，抗阻力大腿抬高，上肢抬高四足活动。③低阻力有氧锻炼，如阻力下骑自行车。

（4）伴有骨折的骨质疏松：引入轻柔的锻炼，收腹/提臀，肩胛部收缩，坐位上肢本体感受神经肌肉强化，弯膝沉降，脚后跟滑动。

4. 负重

1）目标

增加BMD，促进骨生长，进行力量强化。

2）注意事项

减少或避免艰难或疼痛性行走，以及负重状态。

3）治疗措施

行走计划/踏车，下蹲，坐位移动体重，上楼，对墙坐位俯卧撑，使用Thera训练带进行对侧髋伸展/外展练习，从有支撑到无支撑。

5. 平衡能力

1）目标

减低跌倒风险，减低骨折风险。

2）注意事项

注意环境问题（鞋，地毯，夜灯，险恶天气），身体残疾/功能性运动能力减低视觉障碍，感觉障碍，前庭精神功能障碍/判断力。

3）治疗措施

单腿平衡；脚后跟行走；纵列行走；伸手；"起立—行走"计时测试；快步；平衡板；障碍课程（封闭及开放空间）；跌倒的教育。

第二节 常见骨坏死的康复

一、成人特发性股骨头坏死

股骨头坏死是股骨头血供中断或受损，引起骨细胞及骨髓成分死亡及随后的修复，继而导致股骨头结构改变、股骨头塌陷、关节功能障碍的疾病。

（一）病理变化

股骨头缺血性坏死的病理演变过程一般分为4期：

第Ⅰ期：骨髓细胞和骨坏死；

第Ⅱ期：坏死骨组织吸收与早期修复；

第Ⅲ期：坏死骨组织的修复与重建；

第Ⅳ期：股骨头塌陷，髋关节骨性关节炎。

（二）临床表现

特发性股骨头坏死多见于50岁左右的中老年患者，男性居多，主要症状为髋关节疼痛，功能受限和跛行。发病之初疼痛并不严重，往往被忽视。当股骨头突然塌陷，患者就感到剧痛，严重跛行。少数患者初起以膝关节疼痛为主。实验室血清检查往往无异常。

（三）影像学表现

1. X线片

成人股骨头缺血性坏死病变多位于股骨头前上部，即承重区。X线片对成人特发性股骨头坏死的诊断有重要价值，X线片所见基本上与股骨头坏死的病理发展过程相应。

2. CT和MRI

一般认为CT和MRI对早期股骨头坏死的诊断有重要价值。MRI被认为是股骨头缺血性坏死早期诊断的最敏感手段，其临床意义高于CT。早期股骨头坏死的MRI表现为脂肪信号征、双线征、带状征。

3. 放射性核素骨显像

放射性核素骨显像使特发性股骨头坏死的诊断多了一个新手段，其特征性改变是血流相与血池相的时间-强度曲线中出现交叉显像，静态相中的核素浓集或典型冷区出现。

（四）治疗方案

目前尚无特定的药物经过严格科学方法证明可以改善股骨头血液循环，使骨坏死的病理过程逆转，但是一些血管扩张药物或改善骨质疏松的药物可能有所帮助，舒筋活血的中药对患者全身的作用可能大于局部股骨头坏死的作用。在众多非手术疗法中，减轻负重或完全不负重最为重要，特别是Ⅰ期或Ⅱ期患者，当股骨的轮廓尚是正常之时，其临床价值很大。当月牙征出现后，股骨头随时可塌陷，负重只能加速下陷。一旦股骨头下陷变扁，其髋关节终身畸形几乎难免。非负重时间最少3个月至半年，可根据MRI和X线片的表现决定。

（五）康复治疗

当发现股骨头缺血性坏死时，首先应避免负重，卧床休息；定期复查X线片。可以进行踝泵练习、股四头肌及腘绳肌等长收缩练习、直腿抬高练习、后抬腿练习，这些练习可以每组20次，每日2~3组。

根据X线片复查结果，进行主动髋关节屈伸练习，每组10~20次，每日1~2组，争取髋关节屈曲角度接近正常。髋关节其他方向活动度练习，维持髋关节其他方向活动角度接近正常。当髋关节无痛，尝试下地扶拐行走，患腿可部分负重（1/4体重至1/3体重），需注意保护，不要摔倒。此时开始负重及平衡练习，应在股骨头恢复程度允许的前提下进行，负重由"1/4体重→1/3体重→1/2体重→2/3体重→4/5体重→100%体重"逐渐过渡，每次5 min，每日2~3次。从俯卧位勾腿练习逐渐过渡至立位勾腿练习，抗阻伸膝练习及提踵练习在患者能完全负重时开始，并可开始静蹲练习，随力量增加而逐渐增加下蹲的角度（髋膝关节＜90°），每次2 min，每日2～3次；跨步练习，包括前后、侧向跨步练习，每组20次，每日2～4组。

同时，物理因子治疗对缓解髋关节周围的肌肉紧张有帮助，可使患者的症状得以缓解。

二、成人创伤性股骨头坏死

股骨颈骨折和髋关节脱位是导致创伤性股骨头坏死最常见的病因。单纯性髋关节脱位引起股骨头坏死的发病率与股骨颈骨折相仿，为20%～30%。创伤性股骨头坏死的发病机制已基本明确，即由于创伤直接破坏了股骨头的血供，导致骨细胞发生缺血、缺氧，直至骨细胞和骨髓细胞死亡。

（一）临床特征

创伤性股骨头坏死均有较严重的髋关节创伤史。其症状多为跛行，是股骨头下陷后髋关节半脱位所致。髋部疼痛，特别是股骨头突然下陷后出现疼痛明显加剧。关节活动障碍是患者主诉之一，患者首先是髋旋转受限，进而外展受限，最后屈曲与过伸都可能受限。患者常感骑自行车不方便，有关节僵硬的感觉。体征主要是伴随症状而出现的，如髋部压痛，患肢肌肉萎缩，相对长度缩短，关节活动范围变小，甚至出现Thomas征、Allis征、"4"字试验阳性等。X线片见患侧股骨头出现关节软骨下骨折征和股骨头下陷。

（二）治疗

创伤性股骨头坏死的诊断一旦确定，应立即进行治疗。总的原则与特发性股骨头坏死的治疗一样，早期即塌陷前期可应用髓芯减压术、病灶清除加植骨术、带血管的髂骨或腓骨植骨术、带肌瓣的植骨术等。下陷期则可考虑粗隆间或下的截骨术，若是部分头坏死可应用旋转截骨术，其康复方法可参考成人特发性股骨头坏死的康复方法进行。

三、儿童创伤性股骨头坏死

儿童髋部遭受创伤后，可引起血管损伤，影响股骨头、颈的血液供应而引起儿童创伤性股骨头坏死。

（一）儿童股骨颈骨折后股骨头坏死的临床表现

多数患儿有外伤史，伤后患髋有疼痛，不能负重，活动受限，髋不能内收或内旋幅度明显小于健髋，有股骨颈骨折治疗史（如牵引、手法整复或开放复位）。

股骨颈骨折后，股骨头坏死发生的时间，多在伤后2年内发生，3年内发生股骨头坏死者占80%～90%。髋部疼痛、跛行和功能障碍是股骨头坏死的主要症状。儿童股骨颈骨折后股骨头坏死的疼痛部位在腹股沟区、股内侧、臀后，性质可表现为钝痛、隐痛、放射痛及针刺样痛，多在负重后加重，休息后减轻，疼痛规律可表现为白天痛、夜间痛、休息痛、行走痛、下蹲痛等。常见体征有腹股沟中点深部压痛，内收肌止点压痛，"4"字试验阳性，Thomas征阳性，外展、外旋、内旋、屈曲活动明显受限。若有股骨头塌陷，则有肢体短缩，Allis征阳性等表现；双侧时表现为鸭步。

（二）儿童创伤性髋关节脱位后股骨头坏死的临床表现

间断性髋、膝痛是股骨头坏死的预兆。跑跳时疼痛明显，休息后减轻，半数儿童诉说膝痛，少数有跛行，髋关节屈曲90°做内旋、外旋试验受限，为股骨头缺血征。

（三）影像学表现

1. 儿童股骨颈骨折后股骨头坏死X线检查分类（Coloma分类法）

Ⅰ型：经骺板骨折或骺分离，并发或不并发股骨头脱位，均可发生坏死。

Ⅱ型：经颈骨折，如发生移位，则坏死率极高。

Ⅲ型：经转子骨折或股骨颈基底骨折。

Ⅳ型：转子部或转子间骨折。

2. 儿童创伤性髋关节脱位后股骨头坏死X线检查分类

髂骨后型：股骨头沿髂骨外侧移于后上方，也称髋关节后脱位。

骨后型：股骨头向后下方移位，邻近坐骨大切迹。

耻骨前型：股骨头沿耻骨上支向前上方移位。

闭孔前型：股骨头位于闭孔前面，接近闭孔膜，是前脱位中极度向下移位的一种。

骨折-脱位型：脱位后股骨头的小骨片仍存留于髋臼内。

竖立性脱位型：股骨头颠倒向下位于髋臼下方。

（四）治疗与康复

股骨颈骨折无移位或外展嵌入型骨折采用髋"人"字形石膏外固定治疗，防止过度外展与极度内旋，需给予3～6个月的保护性负重期限，这不仅可保持骨折的稳定和有益于骨折的愈合，还可避免股骨头因受压迫发生股骨头缺血性坏死。

儿童有移位的股骨颈骨折，牵引复位或手法准确复位，可用2～3枚克氏针贯穿骨折端固定，禁穿通骺板。手术切开复位时，忌广泛剥离，防损伤股骨颈底部囊外动脉环，术后避免负重半年以上。应防止骨骺早熟，骨骺早熟发生率为9%～62%，可达78%，原因多是内固定器材穿透股骨头骺板。骨骺早熟可导致下肢短缩，成年后丧失的下肢长度可能达20多厘米。不论何种类型的髋关节脱位，均应争取24小时内在麻醉下早期手法复位，要求迅速及时，延误时间则危及股骨头血运。

近年来，证实活血化瘀中药对防止股骨头缺血、关节软骨退变具有良好效果，可选择应用。康复治疗的关键是避免过早负重，保持和恢复关节活动度、髋周及下肢肌肌力，可参照成人特发性股骨头坏死的康复方法进行。

四、月骨坏死

月骨坏死亦称Kienbock病，好发于20～40岁从事体力劳动的成年人，多发于右手，偶尔可见双侧发病。发病特点表明过度使用优势手导致的创伤是月骨坏死发生不可缺少的因素，月骨坏死也好发于脑性瘫痪的患者。多数患者有创伤史，可有进行性疼痛、肿胀、残疾。

月骨坏死的原因，有些病例是由于月骨外伤脱位后中断了血运而发生坏死，但大部分病例却无明显外伤史，病因不清楚，月骨坏死可分为特发性和创伤性两大类。

（一）病理生理

临床上所见的月骨坏死有54.5%同外伤有关，这可能同其独特的解剖学位置有关。月骨形如一个锥状体，位于舟骨和三角骨之间，同属近排腕骨，由坚强的韧带将3块腕骨连在一起，共同形成一个椭圆形的关节面，与桡骨的腕骨关节面相连。月骨居于近排腕骨中心，稳定性最差，活动度最大，受力也最大。月骨四面为关节软骨，月骨的血供来自前韧带和后韧带，前后韧带的一端与月骨掌侧和背侧相连，另一端与桡骨相连。掌腕前韧带内的血管为月骨血供的主要来源。月骨与周围的腕骨以软骨关节面相互接触，缺乏肌腱附着或骨膜。腕部为运动栓链式活动方式，月骨为腕部运动中的关键性腕骨，承受巨大压力，当月骨前脱位时，后韧带断裂，月骨血供可由前韧带中的血管供应。月骨完全脱位时，前后韧带均断裂，月骨移位至桡骨远端掌侧，将完全失去血供，引起月骨缺血性坏死。当手腕背伸90°时，腕前韧带紧抵于舟骨掌面突起部，因而易受损伤并导致缺血。

患者中以从事重体力劳动者较多，工作中经常需使腕关节强度背伸，同时又常受到外力自手掌向腕部冲击或工作时需经常手握高频震荡工具者，如木工、锻工、搬运工、铆工或使用风钻的工种等。因而有人认为由于桡骨比尺骨长，桡骨关节面较为突出，在从事重体力劳动时，腕关节经常受到撞击，月骨经常承受桡骨关节面的尺侧缘所给予的压力，这种长期反复的撞击，致使月骨发生缺血、破坏、变形。但是，这种说法也不能解释所有月骨坏死的原因。

（二）临床特征

月骨坏死的病理特征是骨折和骨坏死，大多起病缓慢。开始时，患腕疼痛无力，休息后减轻，劳动后加剧。以后疼痛逐渐加重，并持续不缓解。腕部活动，尤其背屈活动受限明显，局部有压痛和肿胀。握力明显减弱，不能坚持原来的工作。病程可长达数年，叩击第3掌骨头时，可引起腕部疼痛。由于月骨的纵轴变短，故握拳时，第2掌骨头的正常突出常消失。月骨坏死可自愈，数年后月骨大小和结构可恢复正常。

(三)影像学表现

X线表现

早期月骨的形态和密度正常,但可见线性骨折和压缩性骨折;中期月骨密度增高,形态改变,变小;晚期整个月骨碎裂崩解,其碎裂的程度在侧位片上更为清楚。

X线分期以Lichtman的分类方法最为常用,对指导治疗方案的选择有重要作用。Lichtman依据X线表现,将月骨坏死分为以下4期。

Ⅰ期:X线表现正常,在极少病例可见线状压缩性骨折影。

Ⅱ期:X线表现为月骨密度增高,但骨结构无改变。月骨桡侧面可有轻度塌陷。腕部无不稳定表现。

Ⅲ期:可分为a和b两个类型。Ⅲa型,即在Ⅱ期表现的基础上出现舟骨可复性半脱位;Ⅲb型,是在Ⅱ期表现的基础上出现舟骨不可复性半脱位,以及因头状骨向近侧移位而致腕高度减低。

Ⅳ期:在Ⅲ期基础上出现弥漫性退行性关节炎。Ⅲa型与Ⅲb型是治疗的分界,Ⅲa型以前的治疗以减轻月骨压力、促进血管再生为主要目的,可采用保守疗法,如腕部固定,若效果不显可采用骨移植。Ⅲb型以后的治疗则基于月骨已丧失功能,而采取以关节固定术为主的制动治疗。

(四)诊断与鉴别诊断

典型月骨缺血性坏死的临床表现是腕部疼痛逐渐加重,有时腕背稍肿,屈伸活动受限,以背伸受限较为显著,腕背正中相当于月骨部位有明显局限性压痛,X线片可以明确诊断。早期患者,X线片显示月骨有不均匀的致密影,而轮廓尚无明显改变,晚期X线片除月骨密度增加外,还可出现压缩变形。正位片上月骨由原来的方形变得扁而宽,甚至有的碎裂。由于骨质破坏,长期磨损周围关节,可出现创伤性关节炎。放射性核素骨扫描对月骨坏死是一种有效的诊断方法,尤其在X线片诊断不明确时更具有诊断意义。一般双侧对比扫描后,方可进行诊断。MRI可早期诊断月骨坏死,对于X线片无任何发现的Ⅰ期病例,MRI图像上可出现明确的低信号区改变。

月骨坏死应与月骨结核、单纯月骨骨折和二分月骨相鉴别。

（五）治疗方案

1. 保守治疗

月骨坏死早期治疗以保守治疗为主，早期可用石膏托固定腕关节于背屈20°～30°位。如能在月骨发生塌陷变形和骨关节病发生之前及时治疗，可取得较好效果。

2. 月骨摘除术

往往会引起腕关节功能严重障碍，故很少使用。若月骨坏死已有塌陷变形，并伴有腕关节创伤性关节炎时，仅做月骨摘除并不能缓解症状，需根据关节炎病变的范围，选择做桡腕关节融合或全腕关节融合。对于晚期病例，以手术治疗效果为佳，治疗方法很多，主要是显微外科治疗，亦有采用月骨置换、近排腕骨切除及月骨摘除术。

（六）康复治疗

（1）采用石膏托或矫形器固定患者腕关节（近端至肘关节下3 cm处，远端至远侧掌横纹及拇指近侧关节近端，保持腕关节处于中立位）。

（2）物理因子的应用，如超短波、短波、微波、红外线、脉冲电磁场、超声波等，每次10～30 min，每日1～2次。

（3）运动疗法，如指间、掌指关节主、被动屈、伸运动，肩、肘关节抗阻力练习，交替采用橡皮泥、橡皮筋、手指运动器练习，每日2次，每次10～30 min。

（4）间断取下石膏托，做腕关节主动运动，根据疼痛情况进行腕关节抗阻屈、伸运动；持小锤行敲击运动，旋转球形门锁等。

（5）使用握力圈加强手指指力；对部分关节活动度无明显改善者可加用关节松动术治疗，每次30 min，每日1次。

五、腕舟骨坏死

腕舟骨坏死又称Preiser病，几乎所有患者均继发于舟状骨骨折，特别是近侧部的骨折。

（一）病理生理

腕舟骨在腕骨中属于近排腕骨，外形长圆呈舟状，在近排腕骨中最大，长轴斜向外下方。舟骨表面大部分为软骨面所覆盖，故血运较差。舟骨的血液供应来自桡动脉和尺动脉的分支，一般来自两条血管，一条自结节部进入，一条自腰部进入。舟骨的血液供应主要来自桡动脉。

（二）临床特征

腕舟骨坏死的主要症状是腕部疼痛，于劳动或活动时加重，腕桡偏后活动受限。局部轻度肿胀，鼻咽窝区有压痛，握拳叩击第2、3掌骨远端腕部有疼痛，经舟-月骨周围骨折脱位时，腕背侧有隆起畸形。

（三）影像学表现

1. X线表现

与腕月骨缺血性坏死基本相似，而囊状透亮区更为常见。

2. CT表现

除具有明显创伤史和囊状软组织密度区更显著外，与腕月骨缺血性坏死大致相同。

3. MRI表现

骨折近侧部T1WI和T2WI均呈低信号，而远侧部因反应性充血水肿，T2WI呈高信号。

（四）诊断与鉴别诊断

1. 诊断

陈旧性舟骨骨折不愈合，患者腕关节长期疼痛，活动受限；X线片可见骨折线增宽，骨折端囊性变，或骨折端密度增高，骨折块尤其是近端密度增高，关节间隙变窄。CT扫描可进一步确诊，ECT可早期发现坏死区核素聚集影。MRI则亦能早期发现坏死灶。

2. 鉴别诊断

应与二分舟状骨变异和单纯舟状骨骨折相鉴别。儿童正常发育期间，舟骨可出现暂时性裂纹，边缘粗糙不整以及均匀性密度增高和多点骨化等现象，此为正常变异，须注意鉴别。

（五）治疗方案

传统的治疗方法有植骨、桡骨茎突切除术、近排腕骨切除术等，目前常采用显微外科治疗方法，如桡骨茎突切除植骨术、腕舟骨切除术、腕关节融合术等。

（六）康复治疗

康复治疗措施与月骨坏死康复治疗一致，可参照月骨坏死康复治疗内容。

六、其他常见骨坏死

临床上常见的骨坏死还有距骨坏死、跖骨头坏死、跟骨坏死、肱骨头坏死等，其临床表现及诊断可参考相关书籍。骨坏死是骨骼血供中断或受损，引起骨细胞及骨髓成分死亡及随后的修复，继而导致骨骼结构改变、关节功能障碍的疾病。近年来由于激素的广泛、长期使用，导致骨坏死发生率有上升趋势。

（一）中医治疗

1. 中药疗法

1）中药内服

（1）瘀滞型：治宜活血化瘀，益气通络，予复活汤加减，药用当归、黄芪、续断、柴胡、枳壳、木瓜、白芍、淫羊藿、茜草、山楂、骨碎补、莪术、甘草等。

（2）痰阻型：治宜健脾豁痰通经，予通阳汤加减，药用黄芪、白附子、制南星、当归、续断、独活、木瓜、茵陈、牡丹皮、茯苓、淫羊藿、枳壳、白术、甘草等。

（3）气虚肾亏型：治宜益气强筋，补肾壮骨，予益气填髓汤加减，药用黄芪、党参、当归、续断、白芍、淫羊藿、芡实、枳壳、牛膝、独活、枸杞子、甘草等。

2）中药外治

可外敷中药活血化瘀通络，改善局部循环。

2. 针灸疗法

辅以针灸治疗，疏通局部经络。

（二）康复治疗

骨坏死疾病的康复根据骨坏死部位的不同，所采取的康复治疗方案各异，上下肢、脊柱等部位康复治疗方法区别较大，临床中应该区别对待。针对骨坏死疾病，康复治疗过程中，需要特别地关注骨坏死继发的骨质破坏以及局部出现骨折的情况，遵照康复治疗原则，根据部位不同制定详细的、符合患者个体化要求的康复治疗方案。

第三节
常见骨关节病的康复

一、骨关节炎

骨关节炎（osteoarthritis，OA）是一种常见的慢性关节疾病，其主要病变是关节软骨的退行性变和继发性骨质增生。该病多见于中老年人，女性多于男性，好发于负重较大的膝关节、髋关节、脊柱及手指关节等部位，亦称为骨关节病、退行性关节炎、增生性关节炎、老年关节炎和肥大性关节炎等。

（一）中医治疗

肝肾亏损证则滋补肝肾，方用左归丸；慢性劳损早期气血虚弱，治以补气补血，方选八珍汤、十全大补汤；晚期出现肝肾不足者，可用左归丸以滋补肝肾；若肾阳虚者，方用肾气丸以温补肾阳；若肾阴虚者，方用六味地黄丸以滋补肾阴；另外可用桃红四物汤加伸筋草、透骨草煎汤，用毛巾湿热敷，或清洗局部。

（二）康复治疗

1. 调整和改变生活方式

控制体重和减少活动量是支持和保护病变关节的重要措施，其目的是减轻病变关节的负荷，减轻或避免病变关节进一步劳损。超重引起膝、踝关节负荷加大，关节受损危险增加。

2. 保护关节，避免有害的动作

在文体活动中注意预防肩、膝、踝等关节的损伤，以免日后增加这些关节患骨关节炎的危险。尤其注意大的损伤，预防职业性关节慢性劳损。

3. 运动疗法

运动疗法包括肌肉力量练习、提高耐力的训练、本体感觉和平衡训练。有报道称膝关节OA患者的肌肉力量、耐力和速度比无膝关节OA者小50%，而运动疗法可维持或改善关节活动范围，增加肌力，改善患者本体感觉和平衡，可提高关节稳定性，从而间接地减轻关节负荷，改善患者运动能力。

4. 休息和运动

休息可以减少炎症因子的释放，减轻关节炎症反应，缓解关节疼痛症状。因此，在关节疼痛严重的急性期，适当的休息是必要的。可采用3种休息方式，即使用夹板和支具使关节局部休息、完全卧床休息和分散在一日之中的短期休息。但是，关节较长时间固定在某一角度会导致关节僵硬、关节周围肌肉疲劳；长时间的关节制动还会导致肌肉废用性萎缩、关节囊和韧带挛缩。因此，还需要进行适度的关节活动。另外，因为制动导致的全身活动减少，也会出现各系统的功能下降和各种并发症的发生，适当的运动同样可以避免这些问题。

5. 关节活动

适当的关节活动可以改善血液循环，促进局部炎症消除，维持正常关节活动范围，同时通过对关节软骨的适度挤压，促进软骨基质液和关节液的营养交换，改善关节软骨的营养和代谢。

关节活动包括以下方法。

（1）关节被动活动，可以采用手法关节被动活动和使用器械的持续被动活动。活动时要嘱患者放松肌肉，以防止因肌肉痉挛性保护导致疼痛。

（2）关节功能牵引，主要目的是逐渐缓慢地牵伸关节内粘连和挛缩的关节囊及韧带组织。可使用支架或牵引器将关节固定在不引起疼痛的角度，在远端肢体施以牵引力。牵引时应注意保护，以防出现压疮，牵引力量控制在不引起明显疼痛的范围内，以免引起反射性肌痉挛，反而加重症状。

（3）关节助力运动和不负重的主动运动：在不引起明显疼痛的关节活动范围内进行主动活动时应避免重力的应力负荷，如采用坐位或卧位行下肢活动等。如果患者力量较弱无法完成，可以予以助力。

6. 推拿治疗

推拿能够促进局部毛细血管扩张，使血管通透性增加，血液和淋巴循环速度加快，从而改善病损关节的血液循环，减轻炎症反应，改善症状。应用推、拿、揉、捏等手法和被动活动，可以防止骨、关节、肌肉、肌腱、韧带等组织发生萎缩，松解粘连，防止关节挛缩、僵硬，改善关节活动度。对于OA患者出现的关节脱位和畸形，推拿可使骨、关节、肌肉、肌腱、韧带等组织恢复到尽可能好的解剖位置和较好的功能。推拿和按摩还能通过神经反射效应引起全身血流动力学改变。

7. 肌力和肌耐力练习

肌力练习的目的是增强肌力，防止废用性肌萎缩，增强关节稳定性，从而控制症状、保护关节。进行肌力练习的同时还应加强肌耐力练习，以维持肌肉持久做功的能力。

OA患者的肌力和肌耐力练习以静力性练习为主。在不引起关节疼痛的角度做肌肉的等长收缩，一般认为最大收缩持续6 s可以较好地增强肌力，而持续较长时间的较小幅度的收缩更有利于增强肌耐力。因为在不同角度下做功的肌肉可能是不同的，而同一肌群在不同角度下收缩力量也不一样，因此应在不引起关节疼痛的范围内从各个角度进行静力性肌力训练。动力性肌力训练和等速肌力练习因为伴有关节活动，会增加关节负荷，一般不适用于OA患者。

另外，肌力练习还要注意关节的稳定性。因为关节的稳定性是靠原动肌和拮抗肌共同维持，所以应该同时进行原动肌和拮抗肌的肌力练习，以防肌力的不平衡导致关节的不稳定。如在膝关节OA患者，不但要进行股四头肌肌力训练，同时还应该注重腘绳肌肌力训练，才可以更好地维持膝关节的稳定性。

8. 物理治疗

可选择经皮电刺激神经疗法（TENS）、中频电疗、热疗（蜡疗、热敷、红外线、局部温水浴）消炎止痛。

（1）轻症OA患者，可先试用物理因子治疗配合其他非药物疗法消炎止痛，无效时再使用药物。

（2）视病情需要和治疗条件，必要时可2~3种物理因子综合治疗。

（3）物理因子治疗只是一种辅助性对症性的（止痛消肿）治疗，常需配合其他治疗手段使用。

（4）尽量使用简便、经济、安全的物理因子治疗，能在家中自行应用治疗者更好。每次热疗不超过30 min。

9. 矫形器或助行器辅助康复

（1）手杖适用于髋或膝OA患者步行时下肢负重引起的疼痛或肌肉无力、负重困难者，可用手杖辅助减轻患肢负重，缓解症状。

（2）护膝及踝足矫形器等可保护局部关节，急性期限制关节活动，缓解疼痛。

（3）轮椅适用于髋、膝关节负重时疼痛剧烈及不能行走的患者。

二、风湿性关节炎

风湿性关节炎（rheumatic arthritis）是一种常见的急性或慢性结缔组织炎症，属变态反应性疾病，临床上主要累及关节及周围软组织，包括肌肉、韧带、滑囊、筋膜。风湿性关节炎的表现除了疼痛外，尚伴有肿胀和活动障碍，呈发作与缓解交替的慢性病程，严重的会导致患者肌肉和血管萎缩，部分患者可出现关节致残和内脏功能衰竭。

（一）中医治疗

风湿性关节炎属于中医"痹病"范畴，治疗目的是缓解临床症状、控制或延缓疾病的发展。

1. 中药疗法

1）中药内服

风寒湿型以祛风通络、散寒除湿、活血养血为治法，其中风偏盛者用防风汤，寒偏盛者用乌头汤，湿偏盛者用薏苡仁汤。风湿热型以疏风清热除湿、活血通络为法，方用三妙丸加减。瘀血型以活血化瘀、行气通络为治法，方用身痛逐瘀汤加减。肝肾亏虚型以补益肝肾、强筋壮骨、通经活络为治法，方用独活寄生汤加减。

2）中药外治

（1）艾叶熬水泡澡。用新鲜艾叶100 g（干品50 g）和几片生姜一起熬大半桶水，将水倒入温度适中的热水缸中泡澡。

（2）生姜捣泥敷贴。取生姜适量，捣成泥状，直接敷贴于关节处或相关穴位处，用保鲜膜盖上，使姜泥不至于马上变干，影响敷药效果。但需注意姜泥会灼热皮肤，皮肉细嫩或易过敏者慎用，以免损伤皮肤。

（3）粗盐袋热敷法。食用粗盐500 g，炒热后加艾叶50 g，装入纱布袋后再用透气性较好的布包住，敷于患处，需要注意调节好温度，以免烫伤皮肤。

2. 推拿治疗

局部推拿按摩治疗主要适用于慢性风湿性关节炎，具有活血化瘀、消肿止痛等作用。

1）抚摩：将手掌贴于关节处皮肤表面，缓慢地做纵向来回轻抚。

2）摩擦：将手掌贴于病变关节表面，来回摩擦，频率应达到每分钟100次左右。

3）揉压：将手掌根放在患处，向下按压揉动。

4）拿捏：将两个手指对称地放于患处两侧，同时向对侧用力做拿捏、提弹。每次推拿持续10分钟，一日数次，每个疗程应持续1个月。

3. 物理疗法

除了可用敷贴疗法、熏洗疗法、针灸、推拿等传统中医外治方法，也可选用中药离子导入、蜡疗、超短波、微波、音频电、激光等理疗。

（二）康复治疗

康复治疗的目的在于缓解关节疼痛，促进渗出液吸收，恢复关节功能。

1. 物理疗法

1）特定电磁波谱

特定电磁波谱具有消炎、镇痛、提高免疫力、改善微循环、促进骨髓功能抑制的恢复等作用。照射方法：患病关节局部照射，灯距皮肤30~40 cm，每次照射1 h。每日1次，每10天为1个疗程。

2）风湿治疗仪

根据病情选用中药水煎浓汁做导入剂，用风湿治疗仪常法操作，直流电透入，通过药离子作用于病变部位，达到消炎止痛、化瘀通络之目的。每日治疗1次，每次20~30 min，10次为1个疗程。

3）紫外线疗法

可全身照射加关节照射再配合应用抗风湿药物治疗，全身照射按基本进度进行，可以调节免疫功能，能降低过高的体液免疫功能，使免疫球蛋白减少。

4）直流电离子导入疗法

（1）氯化钙阳极导入，具有使毛细血管致密，降低通透性，消炎和脱敏等作用。

（2）水杨酸钠阴极导入，抗风湿止痛，与紫外线疗法有协同作用。

（3）枸橼酸钠阴极导入，可减少血管活性胺的释放，使炎症减轻。

2. 运动疗法

适量的运动对风湿性关节炎的康复有积极的作用。

1）肩关节

患者直立，双脚分开与肩同宽，上肢由前向后或由后先前做环转运动20次；两上肢向前伸直向两侧外展，然后内收紧抱双肩20次。

2）肘关节

肘关节尽量伸直，然后屈曲，反复20次；上肢伸直，握拳做前臂旋前旋后运动20次。

3）腕关节

腕关节做屈伸动作20次；以前臂为轴，握拳做顺时针及逆时针旋转各20次。

4）膝关节

双脚并拢，半蹲，双手扶膝。双膝向左右各旋转20次，双手扶膝做蹲、起动作20次。

5）踝关节

双脚分开与肩同宽，以右腿支撑体重，左脚尖着地，踝关节做内外旋转各20次，然后右脚做相同运动20次；双腿并拢做抬脚跟运动20次。

三、类风湿关节炎

类风湿关节炎（rheumatoid arthritis，RA）是以对称性、多发性周围关节炎为特征的一种慢性多系统受累的自身免疫疾病。其特点是关节痛和肿胀反复发作，逐渐导致关节破坏、强直和畸形，是全身结缔组织疾病的局部表现。临床具有病程长、关节畸形、肿胀、运动功能障碍等特点。

（一）中医治疗

类风湿关节炎中医治疗可参考风湿性关节炎一节。

（二）康复治疗

RA目前尚无特效疗法。治疗的目的在于控制炎症，消除关节水肿，减轻症状，延缓病情进展，保持关节功能和防止畸形。

1. 一般治疗

1）卧床休息

活动期的患者需卧床休息。注意保持良好体位，避免畸形发生。长期卧床会引起骨质疏松、高钙血症、高钙尿症、肌萎缩无力、心率减慢，故卧床期间也应进行相应的运动疗法。

2）局部休息

急性炎症期，关节用夹板制动。固定期间每日应去除夹板进行ROM训练。

3）关节功能位保持

在关节有一定活动度时，应力争将关节活动度保持在满足最低功能活动度。如关节制动时，应将其固定于功能位。

4）药物治疗

非甾体类消炎止痛药、糖皮质激素、抗风湿药物。

2. 运动疗法

RA患者的关节灵活性降低，肌肉萎缩，肌力减退，耐力降低和心肺功能低下，通过合理的运动疗法能改善功能而不会加重关节固有炎症。

1）运动疗法的目的

增加或保持关节活动，满足各项功能活动，增加或维持肌力以满足患者功能的需要，增加受累关节的稳定性，减少生物力学的应力，增加各种功能活动的耐力，改善步态的效率和安全性，增加骨密度，减轻疼痛和僵硬，防止出现畸形，改善ADL和健康，增加社会交往。

2）运动疗法的种类

主要包括ROM训练、增强肌力训练和一般耐力训练，其中维持ROM训练是恢复关节活动最常用的方法。

（1）被动运动：由外力进行，无须肌肉主动收缩。用于炎症消退，疼痛不明显时。其目的是对不能活动的关节进行ROM训练，避免产生挛缩。

（2）主动运动和主动助力运动：由肌肉主动收缩所产生的关节活动为主动活动，能产生更多良性效应，如更好地维持生理柔韧性和收缩性，对骨组织产生必要的应力刺激，更好促进淋巴与血液循环，有利于关节功能的保持。

（3）牵张训练：因为紧张的肌腱、肌肉和关节囊的挛缩，使患者ROM受限，此时应做牵张训练。训练常先于其他训练进行。

（4）增强肌力训练：严重RA患者比正常人肌力减少33%~55%，原因有疾病本身、活动受限、甾体性肌炎、疼痛或关节积液反射性抑制肌肉收缩等。增强肌力的基本原则和方法是使肌肉产生较大强度收缩，重复一定次数或维持一段时间，使肌肉产生适度疲劳。

（5）一般耐力训练（有氧训练）：RA患者由于炎症、积液、肌无力，以致ADL受影响，有氧能力亦减少。通常采用50%最大运动能力，每次运动持续15~60 min，每周训练3次以上。应根据个体情况适度安排训练。

3. 物理疗法

急性炎症期和慢性期，在患者能够耐受的情况下可运用。

1）热疗法

热疗法具有镇静、止痛作用，还能增加胶原黏弹性，减少肌痉挛，增加关节周围组织和肌肉柔韧性。

2）透热疗法

常用的有短波、超短波、微波，其透热深度依次增加。

3）传导热疗法

常用的有局部热敷、蜡疗等。

4）控制疼痛的理疗方法

如超刺激电疗法、干扰电疗法、TENS、等幅中频电疗法等。

4. 作业疗法

作业疗法的目的在于训练患者在能力范围内参加日常家庭生活、工作和娱乐活动，得以发挥出最好的功能。RA患者作业疗法以行走、梳洗、化妆、如厕、穿脱衣、进食等动作为前提，通过训练由患者自己来完成，必要时借助自助具对周围事物进行合理安排和布局。

5. 矫形器的应用

RA患者除了合理地运用运动疗法外，还应采用矫形器，通过力的作用防止畸形。矫形器具有稳定的支持、助动、矫正、保护等功能。

6. 心理疗法

可根据条件选择一般心理疗法、行为疗法、集体心理疗法。

7. 手术治疗

部分患者的病变和残疾，经保守治疗仍无法解决，从而难以独立生活，需要手术治疗。手术的介入在于保持关节良好的组合，减少病变滑膜组织，控制疼痛，稳定关节，改善功能。常用的手术有软组织松解术、滑膜切除术、截骨术、软组织重建术和关节成形术等。

四、强直性脊柱炎

强直性脊柱炎（ankylosing spondylitis，AS）是以骶髂关节和脊柱慢性炎症为主要表现的周身性疾病。其特征性病理变化为肌腱、韧带附着点炎症，属血清阴性反应的结缔组织疾病。

（一）中医治疗

强直性脊柱炎在中医属"痹病"范畴，主要因患者先天不足，后天失养，肝肾亏虚，督脉失养，阴阳气血失调，正气不固，风、寒、湿、热诸邪乘虚入侵，直中伏脊之脉，气血凝滞，筋骨不利，以致痿弱不用。其中肝肾亏虚是其发病的关键。中医治疗主要目标为稳定病情、减轻疼痛、减少病残和改善功能。

1. 中药疗法

1）中药内服

寒湿痹阻型以祛寒除湿、温经通络为治法，方选蠲痹汤合桂枝汤加减；

湿热阻络型以清热利湿、通络止痛为治法，方选四妙散合宣痹汤加减；

肝肾阴虚型以补益肝肾、通络止痛为治法，方选虎潜丸合当归地黄汤加减；

肾阳虚亏型以补益肾阳、温通经络为治法，方选右归丸合独活寄生汤加减；

瘀血痹阻型以活血化瘀、通络止痛为治法，方选身痛逐瘀汤合大黄䗪虫丸加减。

2）中药外治

可用敷贴、熏蒸、热熨、外搽。

2. 针灸与推拿疗法

可根据患者情况选择适合的针灸与推拿方法治疗。

（二）康复治疗

1. 姿势指导

疾病活动期，关节炎症状明显，应卧床休息，睡硬板床，不用枕头，有助于保证躯体平直，仰卧姿势较侧卧为好。经常取俯卧位有利于预防脊柱及其关节变形。坐、站位时应保持挺腰，以保持良好姿势。

2. 运动疗法

主要有预防畸形，改善关节活动度，增加伸肌力，改善肺功能等作用。

1）呼吸运动

立正位，左脚向左边一大步，右臂侧平举，上身向左侧屈（同时深吸气），然后恢复原位（同时深呼气），如此重复5次，然后换左臂侧平举做同样动作，每日练2遍。

2）颈椎运动练习

头颈部缓慢后伸至最大限度，保持5～8 s，然后恢复原位休息3～5 s，再重复上述动作5～10次，每日练2遍；头颈部左右缓慢旋转至最大限度，保持3～5 s，每遍练5～16次，每日练2遍。

3）增强脊柱及关节活动练习

（1）十指在胸前交叉，掌心向内，然后前臂内旋，向前推出，掌心朝外，弯腰，双手尽最大努力去触地，如此反复10次，每日练2遍。

（2）双手撑腰，腰部左右缓慢旋转共10遍，每日练2遍。

（3）屈髋，面对椅，右脚放在椅上屈膝，左脚放在地上尽量往地面靠，右膝做屈曲伸直动作10次，然后换左脚做上述动作，每日做2遍。

以上所有运动练习每日增加1次，增加运动量，以运动练习后第2天不感疲劳和疼痛不加重为宜。采用上述运动要有所侧重，如早期只练脊柱及关节运动，中晚期要加练颈椎及呼吸运动。

3. 物理疗法

（1）急性关节炎症期时用冰块加水少量，装入塑料袋中，将口扎紧不漏水，在患部来往移动，每次20～30 min，每日1次。如果关节疼痛明显，可用红外线以舒适的温热感为准，每次照射20～30 min。

（2）以解除疼痛为目的，可采用干扰电及各种热疗等。

4. 夹板及矫形器的应用

急性期可用夹板固定疼痛关节部位，但每日应卸下夹板几次，进行关节活动，有严重畸形可使用矫形器。

5. 日常生活活动能力训练

给予穿衣、排便下蹲、进食、洗漱、行走等训练。

6. 心理治疗

强直性脊柱炎患者一般有自卑与悲观情绪，医务人员要同情患者，详细解释病情变化，安慰、鼓励、说服、开导，使患者配合和坚持治疗。

五、痛风性关节炎

痛风是由于人体内嘌呤代谢发生了紊乱，尿酸（嘌呤的氧化代谢产物）的合成增加或排出减少，造成高尿酸血症，当血尿酸浓度过高时，尿酸即以钠盐的形式沉积在关节、软组织、软骨和肾脏中，引起组织的异物炎性反应。痛风性关节炎临床以夜间关节疼痛、局部肿胀、红热及触痛为特点。

（一）中医治疗

痛风性关节炎在中医属"痹病"范畴，多因湿热痹阻经脉所致，主要因久居炎热潮湿之地，嗜食肥甘厚腻，以致湿热内生，壅于经络，痹阻气血经脉，滞留于关节筋骨，发为风湿热痹。

中医治疗以清热通络，祛风除湿为治法，方选白虎加桂枝汤合宣痹汤加减。

（二）康复治疗

1. 饮食治疗

患者应控制饮食，忌暴饮暴食，戒酒，尤其戒啤酒，不食含嘌呤量高的食物。多饮水，以利于尿酸盐排出。

2. 全身药物治疗

全身治疗药物以秋水仙碱使用较多，此外尚可选用保泰松或吲哚美辛。血清尿酸持续上升也可用丙磺舒，通过抑制肾小管对尿酸盐的重吸收起到治疗作用，为有效的治疗药物之一。如存在肾脏疾病，通常选用别嘌醇治疗。

3. 局部治疗

急性期关节腔内注射类固醇激素，制动关节和冷敷局部能明显减轻症状。临床实践证明急性疼痛期配合局部红外线照射有较好止痛作用。

4. 物理疗法

急性期以药物治疗为主，亚急性期和慢性期可配合理疗提高疗效。

1）紫外线疗法

关节局部照射，红斑量照射可加强嘌呤代谢，促进尿酸排出。

2）超短波疗法

电容电极关节两侧相对放置，微热量级别，时间10～15 min，每日1次，

10～15次为一个疗程。

3）直流电离子导入疗法

槽浴导入水杨酸钠或氯化奎宁或氯化锂阳极导入。氯化奎宁阳极导入能稳定溶酶体膜，阻止吞噬尿酸结晶的中性粒细胞大量释放溶酶体酶，从而达到减轻炎症反应和对软骨的腐蚀作用。氯化锂阳极导入锂离子能促进尿酸盐的溶解和尿酸排出。

4）超声波疗法

接触移动法，剂量$0.5～1.5\ W/cm^2$，时间$10\ min$，10～15次为一个疗程，具有减少血尿酸含量、镇痛、消炎、促进组织修复等作用。

六、化脓性关节病的康复

化脓性关节病为化脓性细菌引起的关节炎症。血源性者在儿童发生较多，受累的多为单一的肢体大关节，如髋关节、膝关节及肘关节等。如由损伤引起，则根据受伤部位而定，一般膝、肘关节发生率较高。临床可以高热、疼痛、功能障碍及积液为主要表现。

（一）中医治疗

化脓性关节病在中医属"关节流注"范畴，主要因感受热毒、暑湿、瘀血等邪或因外伤而致邪毒入里所致。

1. 中药疗法

1）中药内服

初期以清热解毒、利湿化瘀为治法，方用黄连解毒汤、五神汤；酿脓期以清热解毒、凉血利湿为治法，方用五味消毒饮合黄连解毒汤加减；溃脓期以托里透脓为治法，方用托里消毒散或透脓散。

2）中药外治

初起可用玉露膏、金黄膏外敷，并把患病关节固定在功能位置上，以减轻关节软骨的受压和磨损，防止关节并发病理性脱位，或挛缩在非功能位置上；成脓期应及早行关节穿刺，并进行连续灌注引流；收口期可用生肌散、太乙膏，或生肌散加玉红膏盖贴。愈后如有关节功能障碍者，宜用五加皮汤熏洗。

2. 功能锻炼

积极进行功能锻炼，以促使关节的正常功能迅速恢复。

（二）康复治疗

1. 物理疗法

理疗可制止病变蔓延，减轻症状，促进炎症吸收，以免化脓；如炎症已趋向化脓，则促使浸润局限及脓肿形成加速。

1）超短波疗法

患部关节，对置法，无热量，每次5～15 min，每日1次，适用于各期。

2）紫外线疗法

中心重叠照射法，患部关节用Ⅱ～Ⅲ级红斑量，关节周围用Ⅰ～Ⅱ级红斑量照射，渐降至Ⅰ级或亚红斑量，每日或隔日照射1次。

3）直流电药物离子导入疗法

在关节腔内注射抗生素的基础上进行腔内直流电离子导入，常采用对置法。

4）磁场疗法

患部，旋磁法，每日1次，疗程视病情而定，适用于炎症已控制，关节较僵硬者，可防止瘢痕形成。

5）等幅正弦中频电疗法

患部关节，耐受量，每次20～30 min，每日1次，15～20次为一个疗程。适用于炎症已控制，尚残留硬块时，以促进吸收。

6）其他疗法

如石蜡疗法、微波疗法、短波疗法、可见光疗法及电针疗法等，亦可采用。

2. 防止关节内粘连

尽可能保留关节功能可做持续性关节被动活动。在对病变关节进行局部治疗后，即可将肢体置于下（上）肢功能锻炼器上做24小时持续性被动运动，开始时有疼痛感，很快便会适应。至急性炎症消退时，一般在3周后即可鼓励患者主动运动。没有下（上）肢功能锻炼器时，应将局部适当固定，用石膏托固定或用皮肤牵引以防止或纠正关节挛缩。3周后开始锻炼，关节功能恢复往往不甚满意。

3. 疾病后期

如关节强直于非功能位或有陈旧性病理性脱位者，需行矫形手术，以关节融合术或截骨术最常采用。为防止感染复发，术前、术中和术后都须使用抗生素。此类患者做人工全关节置换术感染率高，需慎重考虑。

参考文献

［1］黄桂成，王拥军.中医骨伤科学［M］.4版.北京：中国中医药出版社，2016.

［2］张俐，何伟.中医骨病学［M］.上海：上海科学技术出版社，2012.

［3］刘昭纯，郭海英.中医康复学［M］.北京：中国中医药出版社，2009.

［4］范振华.骨科康复医学［M］.上海医科大学出版社，1999.

［5］童培建.创伤急救学［M］.北京：中国中医药出版社，2016.

［6］张俐.中医正骨学［M］.北京：中国中医药出版社，2016.

［7］杨长森.针灸治疗学［M］.上海：上海科学技术出版社，1985.

［8］李灿东.中医诊断学［M］.4版.北京：中国中医药出版社，2016.

［9］范炳华.推拿治疗学［M］.北京：中国中医药出版社，2016.7.

［10］邵水金.人体解剖学［M］.4版.北京：中国中医药出版社，2016.

［11］潘华山，王艳.运动医学［M］.北京：中国中医药出版社，2017.

［12］唐强.临床康复学［M］.北京：中国中医药出版社，2017.

［13］陈省三，范炳华，詹红生［M］.实用推拿手册.杭州：浙江科学技术出版社，1995.

［14］罗才贵.推拿治疗学［M］.北京：人民卫生出版社，2001.

［15］王华兰.推拿治疗学［M］.上海：上海科学技术出版社，2011.

［16］宋柏林，于天源.推拿治疗学［M］.北京：人民卫生出版社，2012.

［17］范炳华.推拿优势病种诊疗技术［M］.北京：中国中医药出版社，2012.

［18］吕明.推拿治疗学［M］.北京：中国医药科技出版社，2013.

［19］范炳华.推拿学［M］.北京：中国中医药出版社，2015.

［20］吕厚山.膝关节外科学［M］.北京：人民卫生出版社，2006.

［21］张安桢，武春发.中医骨伤科学［M］.北京：人民卫生出版社，1991.

［22］田伟.积水潭实用骨科学［M］.北京：人民卫生出版社，2008.

［23］郭延章，刘加元，李耀胜.实用创伤骨科手术学［M］.济南：济南出版社，2009.

［24］郭世绂.局部解剖学［M］.天津：天津科学技术出版社，1992.

［25］李承球，朱盛修.骨科手术图解［M］.南京：江苏科学技术出版社，1996.

［26］裴国献，格林.成人骨折［M］.6版.北京：人民军医出版社，2009.

［27］张安桢.中医骨伤学［M］.上海：上海科学技术出版社，1997.

［28］王和鸣.中医骨伤科学［M］.北京：中国中医药出版社，2012.

［29］石印玉.中西医结合骨伤科学［M］.北京：中国中医药出版社，2007.

［30］郭维淮.骨伤学［M］.河南：河南科学技术出版社，1988.

［31］王琦.中医正骨学［M］.上海：上海科学技术出版社，2012.

［32］王庆甫.中医正骨学［M］.北京：中国中医药出版社，2010.

［33］张银良.四肢骨折的现代诊断与治疗［M］.北京：中国医药科技出版社，2001.

［34］潘少川.小儿矫形外科学［M］.北京：人民卫生出版社，1987.

［35］王和鸣.骨伤科基础学［M］.北京：北京科学技术出版社，2010.

［36］周鸿鹰.简明人体解剖学［M］.北京：世界图书出版社，2008.

［37］卫小春.关节软骨［M］.北京：科学出版社，2007.

［38］JOSEPH A. BUCKWALTER，THOMAS A，et al. 骨科基础科学［M］.北京：人民卫生出版社，2001.

［39］建洪.运动创伤学［M］.北京：人民军医出版社，2008.

［40］戴红.人体运动学［M］.北京：人民卫生出版社，2008.

［41］曲绵域，于长隆.实用运动医学［M］.北京：北京大学医学出版社，2003.

［42］王瑞元.运动生理学［M］.北京：人民体育出版社，2012.

［43］张镜如.生理学［M］.北京：人民卫生出版社，2000.

［44］王安利.运动医学［M］.北京：人民体育出版社，2008.

［45］黄晓琳，燕铁斌.康复医学［M］.北京：人民卫生出版社，2013.

［46］褚立希.运动医学［M］.北京：人民卫生出版社，2012.

［47］彭力平.实用骨伤科手册［M］.长沙：湖南科学技术出版社，2008.

［48］邹克扬，贾敏.运动性疾病治疗［M］.北京：北京师范大学出版社，2009.

［49］廖八根.运动医学［M］.广州：广东高等教育出版社，2015.

［50］龚云.运动创伤学［M］.兰州：甘肃科学技术出版社，2008.

［51］李珍妮，廖八根.运动创伤学［M］.北京：人民体育出版社，2006.

［52］张蕴琨，丁树哲.运动生物化学［M］.北京：高等教育出版社，2014.

［53］顾丽燕.运动医务监督［M］.北京：北京体育大学出版社，2009.

［54］窦祖林.作业治疗学［M］.2版.北京：人民卫生出版社，2013.

［55］孙长颢.营养与食品卫生学［M］.北京：人民卫生出版社，2016.

［56］JIM CLOVER. Sports Medicine Essentials Core Concepts in Athletic Training & Fitnes Instruc-tion（Third Edition）［M］.Boston：Cengage Learning，2015.

［57］岑泽波.中医伤科学［M］.上海：上海科学技术出版社.1985.

［58］张安桢，武春发.中医骨伤科学［M］.北京：人民卫生出版社.1988.

［59］施杞，王和鸣.骨伤科学［M］.北京：人民卫生出版社.2001.

［60］刘柏龄.中医骨伤科学［M］.北京：人民卫生出版社.1998.

［61］黄桂成，王庆普.中医正骨学［M］.北京：人民卫生出版社.2012.

［62］黄桂成.中医骨伤科学［M］.上海：上海中医药大学出版社.2003.

［63］胥少汀，葛宝丰，徐印坎.实用骨科学［M］.3版.北京：人民军医出版社，2007.

［64］王亦璁.骨与关节损伤［M］.4版.北京：人民卫生出版社，2007.

［65］王诗忠，张泓.康复评定学［M］.北京：人民卫生出版社，2012.

［66］诸毅晖.康复评定学［M］.2版.上海：上海科学技术出版社，2008.

［67］GRAY COOK. Movement：Functional Movement System：Screning, Assesment and Corective Strategies［M］. Aptos On California：Tuget Publication，2010.

［68］张英波.动作-功能动作训练体系［M］.北京：北京体育大学出版社，2011.

［69］GRAY COOK. Athletic Body in Balance［M］. champaign, Illnois：Human Kinetics 2005.

［70］南登崑，黄晓琳，燕铁斌.康复医学［M］.5版.北京：人民卫生出版社，2014.

［71］胥少汀，葛宝丰，徐印坎.实用骨科学［M］.4版.北京：人民军医出版

社，2012.

［72］但巴玛.骨折与脱位处理图解［M］.董天华译.上海：上海科技出版社，1960.

［73］黄殿栋.骨科临床检查法［M］.哈尔滨：黑龙江人民出版社，1974.

［74］王亦璁.骨与关节损伤［M］.北京：人民卫生出版社，1980.

［75］刘润田，郭世绂.脊柱外科学［M］.2版.天津：天津科学技术出版社，1987.

［76］杨克勤，过邦辅.矫形外科学［M］.上海：上海科技出版社，1986.

［77］吴公良，赵连璧.野战外科学［M］.上海：上海科技出版社，1981.

［78］王桂生，卢世璧.骨科手术学［M］.北京：人民卫生出版社，1988.

［79］张安桢.中医骨伤科学［M］.北京：中国中医药出版社，1995.

［80］郭长青.针刀刀法手法学［M］.北京：人民卫生出版社，2018.

［81］刘明军，孙武权.推拿学［M］.2版.北京：人民卫生出版社，2016.

［82］王庆甫.中医筋伤学［M］.北京：中国中医药出版社，2014.

［83］陆明，邱贵兴，赵丽娟.等速技术应用研究及进展［J］.中华外科杂志，2006，44（20）：1437-1438.

［84］李星江，王明晓.运动疗法在骨科康复中的应用研究［J］.中外医疗，2017，36（29）：193-195.

［85］周萌，黄强，蒋协远，孙志坚.步态分析在骨科与物理康复领域的应用进展［J］.骨科临床与研究杂志，2021，6（04）：243-249.

［86］朱图陵.康复工程与辅助技术的基本概念与展望［J］.中国康复理论与实践，2017，23（11）：1330-1335.

［87］宿旺，张孝权，吴春春.等速肌力训练治疗膝骨关节炎随机试验的meta分析［J］.中国康复医学杂志，2020，35（07）：858-863.

［88］宣磊，吴建贤，潘家武.等速技术在康复医学领域中的研究进展［J］.中国康复理论与实践，2019，25（07）：788-792.

［89］黄婷婷，范利华，高东，夏晴，张敏.等速肌力测试与训练技术在肌肉功能评定中的研究进展［J］.法医学杂志，2013（01）：49-52.

［90］屈晓龙，陈天逸，郑博，曹宗锐，蒋涛.月骨无菌性缺血坏死（Kienbock病）的发病机制及临床治疗进展［J］.中国组织工程研究，2020，24（03）：401-407.